Alexander Wille

Fernröntgenaufnahme versus Computertomogramm

Alexander Wille

Fernröntgenaufnahme versus Computertomogramm

Vergleich von Referenzpunktreproduzierbarkeit und Präzision sowie Übereinstimmung kephalometrischer Messungen

Südwestdeutscher Verlag für Hochschulschriften

Impressum/Imprint (nur für Deutschland/only for Germany)
Bibliografische Information der Deutschen Nationalbibliothek: Die Deutsche Nationalbibliothek verzeichnet diese Publikation in der Deutschen Nationalbibliografie; detaillierte bibliografische Daten sind im Internet über http://dnb.d-nb.de abrufbar.

Alle in diesem Buch genannten Marken und Produktnamen unterliegen warenzeichen-, marken- oder patentrechtlichem Schutz bzw. sind Warenzeichen oder eingetragene Warenzeichen der jeweiligen Inhaber. Die Wiedergabe von Marken, Produktnamen, Gebrauchsnamen, Handelsnamen, Warenbezeichnungen u.s.w. in diesem Werk berechtigt auch ohne besondere Kennzeichnung nicht zu der Annahme, dass solche Namen im Sinne der Warenzeichen- und Markenschutzgesetzgebung als frei zu betrachten wären und daher von jedermann benutzt werden dürften.

Coverbild: www.ingimage.com

Verlag: Südwestdeutscher Verlag für Hochschulschriften GmbH & Co. KG
Heinrich-Böcking-Str. 6-8, 66121 Saarbrücken, Deutschland
Telefon +49 681 37 20 271-1, Telefax +49 681 37 20 271-0
Email: info@svh-verlag.de

Zugl.: Erlangen, FAU, Disseration, 2012

Herstellung in Deutschland (siehe letzte Seite)
ISBN: 978-3-8381-3313-3

Imprint (only for USA, GB)
Bibliographic information published by the Deutsche Nationalbibliothek: The Deutsche Nationalbibliothek lists this publication in the Deutsche Nationalbibliografie; detailed bibliographic data are available in the Internet at http://dnb.d-nb.de.

Any brand names and product names mentioned in this book are subject to trademark, brand or patent protection and are trademarks or registered trademarks of their respective holders. The use of brand names, product names, common names, trade names, product descriptions etc. even without a particular marking in this works is in no way to be construed to mean that such names may be regarded as unrestricted in respect of trademark and brand protection legislation and could thus be used by anyone.

Cover image: www.ingimage.com

Publisher: Südwestdeutscher Verlag für Hochschulschriften GmbH & Co. KG
Heinrich-Böcking-Str. 6-8, 66121 Saarbrücken, Germany
Phone +49 681 37 20 271-1, Fax +49 681 37 20 271-0
Email: info@svh-verlag.de

Printed in the U.S.A.
Printed in the U.K. by (see last page)
ISBN: 978-3-8381-3313-3

Copyright © 2012 by the author and Südwestdeutscher Verlag für Hochschulschriften GmbH & Co. KG and licensors
All rights reserved. Saarbrücken 2012

Meiner Familie.

Inhaltsverzeichnis

1. ZUSAMMENFASSUNG 1
2. ABSTRACT 3
3. EINLEITUNG 5
4. ALLGEMEINE FRAGESTELLUNG 11
5. MATERIAL UND METHODEN 12
   - 5.1. Studienpopulation 12
   - 5.2. Allgemeine Methodik 13
   - 5.3. Referenzpunkte und Messungen 14
     - 5.3.1. Knöcherne Referenzpunkte 14
     - 5.3.2. Weichteilpunkte 17
     - 5.3.3. Grafische Darstellung der Referenzpunkte und des Referenzsystems 18
     - 5.3.4. Strecken 19
     - 5.3.5. Winkel 21
   - 5.4. 3D-Referenzsystem 24
   - 5.5. Fernröntgenseitenaufnahmen 30
   - 5.6. Computertomogramme 32
   - 5.7. Datenaufbereitung & Statistik 36
   - 5.8. Stichprobenumfang 39
6. ERGEBNISSE 40
   - 6.1. Standardabweichungen: Reproduzierbarkeit der Referenzpunkte 40
   - 6.2. Varianzanalyse: Wiederholbarkeit der Messmethoden 45
   - 6.3. Bland-Altman-Plots, Box-Whisker-Plots und Äquivalenztest: Übereinstimmung der Messmethoden 52
7. DISKUSSION 65
   - 7.1. Reproduzierbarkeit der Referenzpunkte 66
   - 7.2. Reliabilität der Messmethoden 70
   - 7.3. Übereinstimmung der Messmethoden 73

8. SCHLUSSFOLGERUNG 78

9. LITERATURVERZEICHNIS 79

10. ANHANG 93

   10.1. Methodenplan der VoXim®-Analyse 94
   10.2. Ergebnisse der statistischen Auswertung 114
      10.2.1. Streuung der Referenzpunkte im FRS (X-Richtung) 114
      10.2.2. Streuung der Referenzpunkte im CT (X-Richtung) 123
      10.2.3. Streuung der Referenzpunkte im FRS (Y-Richtung) 133
      10.2.4. Streuung der Referenzpunkte im CT (Y-Richtung) 142
      10.2.5. Streuung der Strecken im FRS 153
      10.2.6. Streuung der Strecken im CT 158
      10.2.7. Streuung der Winkel im FRS 164
      10.2.8. Streuung der Winkel im CT 172
      10.2.9. Darstellung intraserieller Standardabweichungen für Strecken 181
      10.2.10. Darstellung intraserieller Standardabweichungen für Winkel .. 186
      10.2.11. Darstellung der Differenzen für Strecken 194
      10.2.12. Darstellung der Differenzen für Winkel 220
      10.2.13. Regressionsanalyse für Strecken 250
      10.2.14. Regressionsanalyse für Winkel 256

11. DANKSAGUNG 262

1. ZUSAMMENFASSUNG

Ziel: In der vorliegenden Studie sollten zweidimensionale kephalometrische Messungen im seitlichen Fernröntgenbild mit entsprechenden mediansagittal-projizierten Messungen im Computertomogramm verglichen werden. Dabei wurden die Referenzpunktreproduzierbarkeit, die Reliabilität sowie die Übereinstimmung der Messungen beider Aufnahmemethoden betrachtet.

Material und Methodik: Retrospektiv wurden neun Patienten ausgewählt, bei denen innerhalb von maximal 6.5 Monaten sowohl eine FRS- als auch eine CT-Aufnahme angefertigt wurde. Ein Untersucher wertete die FRS-Aufnahmen zweifach, die volumenbasierten 3D-CT-Darstellungen fünffach aus. Insgesamt wurden je Messmethode 32 Referenzpunkte, 18 Strecken- und 27 Winkelmessungen betrachtet. Im CT wurde zur Vergleichbarkeit mit der FRS-Auswertung für jeden Datensatz einmalig ein referenzpunktbezogenes Koordinatensystem mit der Frankfurter Horizontalen als Basisreferenzebene konstruiert. Die Mediansagittalebene diente als Projektionsebene, auf die die Referenzpunkte gespiegelt wurden, zwischen bilateralen Punktpaaren wurde interpoliert. Die konstruierten Punkte waren schließlich Grundlage für die abgeleiteten Messungen im CT.

Zur Beurteilung der Referenzpunktreproduzierbarkeit dienten die Standardabweichungen der Messpunkte in X- und Y-Richtung. Überprüfung und Vergleich der Reliabilität der Messungen erfolgten mittels Modell II-Varianzanalyse, Angabe der Quotienten der intraseriellen Standardabweichungen sowie F-Test zur Ermittlung der Signifikanz. Anhand von Bland-Altman-Differenzendarstellungen konnten die Messungen auf Übereinstimmung überprüft werden. Box-Whisker-Plots dienten der Erkennung von Extremwerten.

Ergebnisse: Für Referenzpunkte im FRS wurden Standardabweichungen ermittelt, die im Bereich von 0.04 mm (X-Richtung von *vPOcP*) bis 1.62 mm (Y-Richtung von *T1*) lagen. Referenzpunkte im CT zeigten Standardabweichungen von 0.04 mm (X-Richtung von *N* und *Ls*) bis 1.31 mm (X-Richtung von *CoTg*). Etwa die Hälfte der Standardabweichungen beider Messmethoden lagen unter einem Wert von 0.25 mm, was auf eine gute Reproduzierbarkeit der Referenzpunkte für beide Modalitäten hindeutet. Bezüglich der Präzision ließen sich im Vergleich von FRS und CT teilweise deutliche Unterschiede erkennen, wobei der F-Test ($p < 0.005$) dem CT für die Hälfte der Streckenmessungen eine signifikant höhere Reproduzierbarkeit nachweisen konnte, während das FRS für keine Strecke eine höhere Zuverlässigkeit zeigte. Für etwa ein Drittel der Winkelmessungen ergab sich eine signifikant höhere Reproduzierbarkeit für das CT, unterdessen wurde nur für einen Winkel (*Li-Pog' zu N-B*) ein signifikanter Unterschied zugunsten der Präzision des FRS festgestellt. Die Untersuchung auf Übereinstimmung beider Messmethoden mittels Bland-Altman-Plots zeigte für neun (beziehungsweise 11 ohne Extremwerte) von 18 Strecken sowie acht (beziehungsweise 10 ohne Extremwerte) von 27 Winkeln systematische Abweichungen. Da die alleinige Erkennung einer systematischen Abweichung jedoch noch keine Aussage über die klinische Relevanz des Unterschieds zulässt, wurden die Ergebnisse auf der Grundlage für die entsprechenden Winkel geltender Grenzbereiche hinsichtlich ihrer Äquivalenz beurteilt.

Schlussfolgerung: Der vorgestellten CT-Analysemethode konnte eine hohe Referenzpunktereproduzierbarkeit sowie Präzision nachgewiesen werden. Je nach untersuchtem Parameter kann für das CT von einer gleichwertigen beziehungsweise höheren Reliabilität im Vergleich zum FRS ausgegangen werden. Obwohl sich mittels Äquivalenztest für einen Großteil der untersuchten Messungen eine unter klinischen Gesichtspunkten akzeptable Übereinstimmung zwischen den FRS- und CT-Messungen ergab, sollte dennoch keine allgemeine Empfehlung dahingehend gegeben werden, die FRS-Auswertung durch eine entsprechende CT-Analyse zu ersetzen. Eine solche Entscheidung kann nur in Abhängigkeit von der jeweiligen Fragestellung getroffen werden.

Die eingehendere Betrachtung der Untersuchungsergebnisse, die mit dem Referenzpunkt *Articulare* in Zusammenhang stehen, lassen sich dahingehend interpretieren, dass der Einsatz von *Articulare* im dreidimensionalen CT bei Identifikation unter standardisierten Bedingungen seiner Verwendung im FRS in nichts nachsteht.

2. ABSTRACT

Objective: In terms of the present study, two-dimensional cephalometric measurements made on the lateral cephalometric radiograph should be compared with corresponding measurements made in computed tomography (CT). Reproducibility of landmarks, reliability and agreement of both methods were observed.

Material and Methods: Nine patients that were examined during a maximum period of 6.5 months with the help of a cephalometric radiograph in addition to a CT were chosen retrospectively. One examiner interpreted the cephalometric radiographs twice and the volume-based 3D-CT-reconstructions five times. A total of 32 landmarks, 18 linear and 27 angular measurements were examined per method of measurement. For the purpose of comparability with the analysis of the cephalometric radiograph, a landmark-related coordinate system with Frankfort horizontal plane being the base reference-plane was defined once for each CT dataset. The midsagittal plane served as projection plane for all reference points, furthermore bilateral points were interpolated. The constructed points were the basis for the derived measurements in CT.

Standard deviations of measurement points in X- and Y-direction served the assessment of landmark reproducibility. The evaluation and comparison of measurement reliability were carried out by means of Model II ANOVA, the determination of quotients of the intraserial standard deviations as well as F-test to locate significance. With the use of Bland-Altman-Plots, measurements were examined for agreement. Box-Whisker-Plots served the detection of extremal values.

Results: For landmarks in cephalometric radiographs, standard deviations in the range of 0.04 mm (X-direction of $vPOcP$) to 1.62 mm (Y-direction of $T1$) were determined. Landmarks in CT showed standard deviations in the range of 0.04 mm (X-direction of N and Ls) to 1.31 mm (X-direction of $CoTg$). Approximately half of the standard deviations of both methods of measurement were below a value of 0.25 mm indicating sound reproducibility of reference points for both modalities. In respect of precision, comparison of radiograph and CT to some extent showed marked differences. F-test ($p < 0.005$) established a significantly superior reproducibility for half of the linear measurements in CT while the conventional cephalogram showed higher reproducibility for none of the examined linear measurements. One third of the angular measurements had significantly higher reproducibility in CT, while only one angular measurement (Li-

Pog' to N-B) showed a significantly higher precision of the radiograph. The appraisal of agreement in both measurement methods using Bland-Altman-Plots showed systematic differences for nine (respectively 11 without extremal values) of 18 linear measurements as well as eight (respectively 10 without extremal values) of 27 angular measurements. Since the sole detection of a systematic difference does not necessarily permit a statement regarding clinical relevance, results were evaluated in respect to their equivalence based on effective limits of the corresponding measurement.

Conclusion: For the presented method of CT-analysis, high landmark reproducibility as well as high precision was demonstrated. Depending on the parameter examined, it is assumed that CT has an equal or superior reliability compared to the cephalometric radiograph. Under clinical aspects, the test of equivalence found an acceptable agreement between measurements made on radiograph and in CT for the better part of the measurements examined. Besides this fact, no general recommendation can be given to substitute the conventional two-dimensional analysis by a corresponding CT-analysis: such a decision should only be made on the basis of each individual case.

The in-depth observation of examination results corresponding to the landmark *Articulare* lead to the interpretation that defining *Articulare* in three-dimensional CT under standardized conditions does not imply any drawbacks compared to its use in the conventional lateral cephalogram.

3. EINLEITUNG

Nahezu 80 Jahre sind vergangen, seitdem Broadbent (BROADBENT [13]) und Hofrath (HOFRATH [43]) zur gleichen Zeit, jedoch vollkommen unabhängig voneinander Techniken entwickelten, die die Erstellung reproduzierbarer Röntgenprofilaufnahmen ermöglichen sollten. Broadbent trug mit seiner Methodik, die in der ersten Ausgabe des *Angle Orthodontist* vorgestellt wurde, in bedeutendem Maße dazu bei, dass sich bereits bestehende Grundlagen der anthropologischen Kraniometrie auf die Fernröntgenkephalometrie übertragen ließen (BROADBENT [13]). Erstmals fanden so Vermessungen, die vormals nur an knöchernen Schädeln durchgeführt werden konnten, am Lebenden statt.

Nachdem die Fernröntgenkephalometrie lange Zeit als wissenschaftliches Werkzeug für Wachstumsstudien vielmehr ein Schattendasein führte (RICKETTS [87]), gebührt unter anderem Downs der Dank, die Fernröntgenanalyse anwenderfreundlich, praxisrelevant und alltagstauglich gemacht zu haben (RICKETTS [86], STEINER [98]). Schließlich gehörte er zu den ersten, die Standardwerte zum direkten Vergleich mit Ergebnissen aus Patientenanalysen ermittelten (DOWNS [30], NÖTZEL, SCHULTZ und HARTUNG [79]).

Neben den Möglichkeiten für die kieferorthopädische Diagnostik, die uns die Fernröntgenanalyse bietet, müssen stets auch Ihre Einschränkungen bedacht werden. So wird ein dreidimensionales Objekt zunächst auf eine Ebene projiziert und anschließend unter Anwendung geometrischer Messungen in den zwei verbleibenden Dimensionen untersucht (SCHMUTH [91]). Diese planare Darstellung schränkt die wahrheitsgetreue Erfassung sowohl wichtiger Strukturen als auch der tatsächlichen Gestalt und Konfiguration skelettaler Fehlbildungen und Unregelmäßigkeiten zwangsläufig ein (KRAGSKOV, BOSCH, GYLDENSTED und SINDET-PEDERSEN [57], MATTESON, BECHTOLD, PHILLIPS und STAAB [69]), da lediglich der „Durchschnitt" beider Gesichtshälften abgebildet wird (HAFFNER, PESSA, ZADOO und GARZA [37]).

Mit der Fernröntgenanalyse sind inhärente Fehler fest verbunden, die sich in systematische und unsystematische (zufällige) Fehler einteilen lassen (SEGNER und HASUND [95]). Systematische Fehler lassen sich definieren als Differenz zwischen dem tatsächlichen Wert und dem Durchschnittswert (MORI, MIYAJIMA, MINAMI und SAKUDA [74]) und beinhalten einen Bias[1] im Aufzeichnungsprozess beziehungsweise Messsystem selbst, wobei die Messungen vorhersehbar von den tatsächlichen Werten abweichen (COHEN [24]). Sie umfassen Faktoren wie die Abbildungsvergrößerung, die aus der Divergenz der Röntgenstrahlung resultiert und deren Ausmaß von Fokus-Film- und Film-Objekt-Abstand abhängig ist (BAUMRIND und FRANTZ [5], BERGERSEN [9], BROADBENT [13], HOFRATH [43], THUROW [103]). Um eine Korrektur der Vergrößerungsfehler vornehmen zu können, schlug Adams vor, spezielle metrische Skalen während der Aufnahme des Röntgenbildes auf Höhe der Mediansagittalebene einzublenden und kam zu dem Ergebnis, dass sich Fehler mithilfe dieser Maßnahme im Wesentlichen korrigieren lassen (ADAMS [2]). Seine Methode ist zum probaten Mittel geworden, um der Vergrößerung Rechnung zu tragen. Problematischer als Vergrößerungsfehler sind Projektionsfehler, die dadurch entstehen, dass ein dreidimensionales Objekt auf eine zweidimensionale Darstellung reduziert wird (BAUMRIND und FRANTZ [5]), wobei alle Strukturen außerhalb der Mediansagittalebene unterschiedlich stark vergrößert werden (THUROW [103]). So werden filmferne Strukturen stärker vergrößert als filmnahe (ADAMS [2], BERGERSEN [9], SEGNER und HASUND [95], STEINER [97], THUROW [103]), wobei laterale Strukturen, die 120 mm voneinander entfernt sind – wie beispielsweise beide aufsteigende Unterkieferäste – im Fernröntgenseitenbild um etwa 7 % voneinander abweichende Vergrößerungsfaktoren besitzen (BERGERSEN [9]). Verzerrungsfehler entstehen nur zwischen verschiedenen Parallelebenen der Filmebene und führen dazu, dass Abstände zwischen Punkten, die in verschiedenen Ebene liegen, verkürzt dargestellt werden (BAUMRIND und FRANTZ [5], HOFRATH [43]). Innerhalb einer Ebene, die sich parallel zum Film befindet, kommt es zu keiner Verzerrung (THUROW [103]). Des Weiteren führen Strahlen, die näher am Zentralstrahl verlaufen, zu einer geringeren Verzerrung als weiter peripher liegende Strahlen, da sie paralleler zueinander verlaufen (ADAMS [2], BAUMRIND und FRANTZ [5], BERGERSEN [9]).

Zufällige Fehler beruhen gewisser Maßen auf „menschlichem Versagen" – sie lassen sich nicht vollständig vermeiden, sondern können lediglich verringert werden (SEGNER und HASUND [95]). Man ist sich im Wesentlichen darüber einig, dass die Identifikation der Referenzpunkte in diesem Zusammenhang die größte Rolle spielt

---

[1] Verzerrung

(BAUMRIND und FRANTZ [5], BAUMRIND und FRANTZ [6], COHEN [24], HOUSTON, MAHER, MCELROY und SHERRIFF [47], MIDTGÅRD, BJÖRK und LINDER-ARONSON [70], RICHARDSON [84], SAVARA, TRACY und MILLER [90]). Die Referenzpunktstreuung ist ein Korrelat der anatomisch-morphologischen sowie abbildungstechnischen Gegebenheiten, mit denen die Erkennung eines Bezugspunktes zusammenhängt (MIETHKE [71], STABRUN und DANIELSEN [96]). Punkte, die sich am Umriss des Schädels befinden, lassen sich für gewöhnlich einfacher identifizieren als solche, die innerhalb einer Knochenstruktur liegen, da sich hier strukturelle Details überlagern und die Darstellung kontrastärmer ist (MIDTGÅRD, BJÖRK [70], MIETHKE [71]).

Für Fernröntgenaufnahmen werden im Allgemeinen standardisierte Bedingungen gefordert: die Verhältnisse von Röntgenröhre, Kopfhalter und Film sollten konstant sein, wobei der Positionierung des Kopfes im Kephalostaten besondere Bedeutung zukommt (BATTAGEL [4], HOUSTON [46]). Ein Fokus-Film-Abstand von 1.50 m wird von einigen Autoren zur Anfertigung einer Fernröntgenaufnahme als optimal angesehen (ADAMS, GANSKY, MILLER, HARRELL und HATCHER [1], ADAMS [2], BERGERSEN [9], BROADBENT [13]) In der Literatur werden für unterschiedliche Film-Fokus-Distanzen Vergrößerungsfaktoren von 4.6 bis 7.87 % angegeben (BERGERSEN [9], THUROW [103]).

Ungenauigkeiten bei der Einstellung des Kopfes in der Norma lateralis können sich auf die Genauigkeit aller später durchgeführten Messungen negativ auswirken (JACOBSON [49]). Asymmetrien, insbesondere links- zu rechtsseitig abweichende Porus acustici externi werden für Rotationen des Kopfes während des Aufnahmeprozesses und die resultierenden negativen Auswirkungen auf Auswertung und Interpretation verantwortlich gemacht (BERGERSEN [9], HOUSTON [46], JACOBSON [49], STEINER [97]). Baumrind und Frantz schrieben der Problematik, den Kopf im Kopfhalter exakt repositionieren zu können, einen großen Anteil des Reproduzierbarkeitsfehlers von Messungen an Röntgenbildern zu, die innerhalb eines kurzen Zeitraums wiederholt aufgenommen wurden (BAUMRIND und FRANTZ [6]). Insgesamt geben mehrere Studien jedoch einen Hinweis darauf, dass Fehler, die durch eine wiederholte Positionierung im Kephalostaten entstehen, im Vergleich zur Referenzpunktreproduzierbarkeit nur von untergeordneter Rolle sind (ADAMS [2], HOUSTON, MAHER [47], MIDTGÅRD, BJÖRK [70], SANDLER [89]). Eine

Rotation, deren Achse parallel zum Zentralstrahl verläuft führt zu keiner Verzerrung des Bildes, sondern lediglich zu einer anderen Position der Abbildung auf dem Röntgenfilm (MAJOR, JOHNSON, HESSE und GLOVER [67]). Dabei darf jedoch nicht vergessen werden, dass extremale Referenzpunkte wie Gnathion oder Pogonion über geometrische Eigenschaften definiert werden, die abhängig von der Orientierung beziehungsweise Neigung des Schädels sind (MOYERS und BOOKSTEIN [76]). So bewegt sich beispielsweise der Referenzpunkt Pogonion bei der Neigung des Kopfes in anteroposteriorer Richtung an der vorderen Kinnkontur entlang.

Die Tatsache, dass sich das Aufgabengebiet des Kieferorthopäden neben der alleinigen Behandlung von Zahnfehlstellungen auch auf die Behandlung des gesamten kraniofazialen Komplexes erstreckt, lässt die Bedeutung dreidimensionaler Diagnostik zunehmen, während man sich der Einschränkungen des konventionellen lateralen Schädelröntgenbildes immer bewusster wird (GRAYSON, CUTTING, BOOKSTEIN, KIM und MCCARTHY [34]). Im Laufe der Zeit wurden Methoden entwickelt, die die Gewinnung dreidimensionaler Koordinaten auf der Grundlage konventioneller Röntgenbilder ermöglichten. Es lassen sich hier vor allem biplanare (BOOKSTEIN, GRAYSON, CUTTING, KIM und MCCARTHY [12], BROADBENT [13], BROWN und ABBOTT [15], DEAN, HANS, BOOKSTEIN und SUBRAMANYAN [29], GRAYSON, CUTTING [34], MILLER, SAVARA und SINGH [72], MORI, MIYAJIMA [74], ROUSSET, SIMONEK und DUBUS [88], SAVARA, TRACY [90]), koplanare (BAUMRIND, MOFFITT und CURRY [7], BAUMRIND, MOFFITT und CURRY [8], SCHMUTH [92]) und multiplanare (GRAYSON, MCCARTHY und BOOKSTEIN [35], KOUAME, N'DINDIN und SAVANE [56]) Ansätze sowie die Skulptor 3D-Methode von Adams (ADAMS, GANSKY [1]) nennen. Für den Praxisalltag konnten sich diese Techniken jedoch nicht durchsetzen.

Bevor präzise 3D-CT-Rekonstruktionen verfügbar wurden, diente hauptsächlich die kephalometrische Auswertung von Fernröntgenseit- und Fernröntgenfrontalaufnahmen der Planung Mund-Kiefer-Gesichtschirurgischer Eingriffe. (CAVALCANTI und VANNIER [17]). Die CT-basierte Kephalometrie bietet demgegenüber den Vorteil, dass die Analyse nicht mehr auf eine Frontal- oder Lateralansicht begrenzt ist (FUHRMANN, FEIFEL, SCHNAPPAUF und DIEDRICH [32]), was insbesondere für die Evaluation von Asymmetrien Bedeutung hat (FUHRMANN, FEIFEL [32], KATSUMATA, FUJISHITA, MAEDA, ARIJI, ARIJI und LANGLAIS [52]). Die

Notwendigkeit, den Patienten unter standardisierten Aufnahmebedingungen zu erfassen entfällt, da eine entsprechende Positionierung direkt (unter Zuhilfenahme eines patientenorientierten Koordinatensystems) in der Softwareumgebung vorgenommen werden kann (DE MOMI, CHAPUIS, PAPPAS, FERRIGNO, HALLERMANN, SCHRAMM und CAVERSACCIO [27], SWENNEN, SCHUTYSER, BARTH, DE GROEVE und DE MEY [101]). Die dreidimensionale Bildgebung ermöglicht gegenüber dem Röntgenbild zudem eine überlagerungsfreie, anatomisch wahrheitsgetreue 1:1 Darstellung ohne geometrische Vergrößerungsfehler, eine flexible Veränderung der Blickrichtung, eine Visualisierung innerer Strukturen des Schädels, eine virtuelle Entfernung von Knochenstrukturen zur Verbesserung der Ansicht sowie eine angemessene Darstellung der Weichgewebe (CAVALCANTI und VANNIER [17], HILDEBOLT, VANNIER und KNAPP [40], HUANG, BUMANN und MAH [48], LAGRAVÈRE und MAJOR [61], MATTESON, BECHTOLD [69]). Im Gegensatz zu konventionellen Ansätzen wird die Ermittlung tatsächlicher Strecken möglich (TOGASHI, KITAURA, YONETSU, YOSHIDA und NAKAMURA [105]).

Insgesamt bedeutet eine dreidimensionale Darstellung einen erheblichen Zugewinn an diagnostischen Informationen, wie sie Orthopantomogramm, Fernröntgenseitenaufnahme, Zahnfilm und Aufbissaufnahme in dieser Ausprägung nicht liefern können – insbesondere, wenn die Aufgabenstellung es verlangt, verlagerte beziehungsweise retinierte Zähne zu lokalisieren und einzuordnen, Wurzelresorptionen zu beurteilen, oder die Knochendichte im vestibulären Bereich der Frontzähne zu evaluieren (HOLBERG, STEINHÄUSER, GEIS und RUDZKI-JANSON [45], MÜSSIG, WÖRTCHE und LUX [77]). Hirschfelder stellte die diagnostischen Möglichkeiten von Orthopantomogramm und Dental-CT gegenüber und erkannte das Potential der computertomographischen Darstellung unter anderem in der Beurteilung der Lagebeziehung der Seitenzähne zur Kieferhöhle im Hinblick auf die „Prognose körperlicher Zahnbewegungen und die achsengerechte Einstellung der Seitenzähne nach Extraktionstherapie" (HIRSCHFELDER und SEGNER [42]). Zudem legte sie mit der Prüfung des Abstandes der Zahnwurzeln zur bukkalen und oralen Kortikalis und der daraus abgeleiteten „Möglichkeiten und Grenzen des bukkalen Wurzeltorques" einen Gesichtspunkt dar, der für die Planung der Molarenverankerung relevant sein kann. Huang, Bumann und Mah sahen weitere Einsatzgebiete der Computertomographie in der Visualisierung der Weichgewebe-Schädelknochen-Relation, der Beurteilung von

Diskrepanzen im Verhältnis von Ober- und Unterkiefer, der Abschätzung des Knochenangebots, der Möglichkeit, den Zahndurchbruch besser zur steuern, der Diagnostik des Kiefergelenks sowie der Analyse von Nebenhöhlen und Luftwegen (insbesondere bei der Behandlung von Mundatmern) (HUANG, BUMANN [48]).

4. ALLGEMEINE FRAGESTELLUNG

Ziel der vorliegenden Studie war es, die Übereinstimmung zweidimensionaler kephalometrischer Messungen im seitlichen Fernröntgenbild mit entsprechenden Messungen im Computertomogramm, die aus einer originär dreidimensionalen Analyse abgeleitet wurden, zu überprüfen. Zudem sollte die Referenzpunktreproduzierbarkeit als auch die Präzision der Messsysteme bezüglich der gemessenen beziehungsweise abgeleiteten Strecken und Winkel bewertet werden.

Ferner stand zur Diskussion, ob sich mit der entwickelten Methode aus dem CT Messungen ableiten lassen, deren Übereinstimmung mit FRS-Messungen hoch genug ist, um auf die Anfertigung beziehungsweise Auswertung eines zusätzlichen Fernröntgenseitenbildes beziehungsweise eines virtuellen Kephalogramms verzichten zu können.

5. MATERIAL UND METHODEN

5.1. Studienpopulation

Für die Studie wurden aus dem Patientenkollektiv der Poliklinik für Kieferorthopädie der Universität Erlangen-Nürnberg retrospektiv neun Patienten (zwei weiblich, sieben männlich) im Alter von 12.8 bis 32.1 Jahren (zum Zeitpunkt der FRS-Aufnahme) beziehungsweise 13.2 bis 32.3 Jahren (zum Zeitpunkt der CT-Aufnahme) ausgewählt. Als Ausschlusskriterium galten Lippen-Kiefer-Gaumenspalten. Innerhalb eines Zeitraumes von maximal 6.5 Monaten sollte sowohl eine CT-Aufnahme mit einem Field of View von der Schädelbasis bis zur Kinnspitze als auch ein digitales FRS angefertigt worden sein. Zwischen beiden Aufnahmen durfte zudem keine aktive kieferorthopädische Behandlung stattgefunden haben.

5.2. Allgemeine Methodik

Alle Fernröntgenseitenbilder wurden doppelt, die 3D-CT-Rekonstruktionen jeweils fünffach vom Autor der vorliegenden Studie ausgewertet. Zwischen jedem Messdurchgang wurde ein zeitlicher Mindestabstand von einer Woche eingehalten, um einen Lerneffekt zu vermeiden. Grundlage der Untersuchungen war eine modifizierte Bergen-Analyse, die um weitere Strecken- und Winkelmessungen ergänzt wurde (SEGNER und HASUND [95]). Da einige Referenzpunkte zur Identifikation im CT ungeeignet erschienen, wurden diese ersetzt:

- *Pterygomaxillare (Ptm)* durch *Spina nasalis posterior (Spp)*
- *Sp' nach Bergen / Hasund*[2] durch *Sp' nach Schmuth*[3]
- *Artikulare (Ar)* durch den am weitesten dorsal gelegenen Punkt des Kondylus (*hPCond*)
- *tGo* durch *tGoS*

Um zu überprüfen, ob Artikulare in einer standardisierten 3D-Ansicht reproduzierbar ist und ob der identifizierte Bezugspunkt mit dem entsprechenden Punkt im FRS korreliert, wurden ergänzend Messungen mit *Ar* und *tGo* durchgeführt.

Im FRS mussten für jeden Patienten pro Messdurchgang 27 Referenzpunkte (davon fünf Weichteilpunkte) identifiziert werden, sechs weitere Punkte wurden von der Analysesoftware automatisch konstruiert. Im CT wurden zunächst für jeden Datensatz einmalig sechs Referenzpunkte lokalisiert, um ein konstantes patientenbezügliches Koordinatensystem festzulegen. In jedem Messdurchgang erfolgte dann für jeden Patienten die Lokalisierung von 35 Referenzpunkten (davon fünf Weichteilpunkte), auf deren Basis sich weitere acht Punkte vom CT-Programm automatisch konstruieren ließen.

Auf der Grundlage der identifizierten Bezugspunkte in FRS und CT (5.3.1, 5.3.2, 5.3.3) erfolgte die Messung von jeweils 18 Strecken (5.3.4) und 27 Winkeln (5.3.5).

---

[2] Schnittpunkt von N-Gn mit Spa-Ptm
[3] Schnittpunkt von N-Gn mit Spa-Spp

5.3. Referenzpunkte und Messungen[4]

5.3.1. Knöcherne Referenzpunkte

Mf: MAXILLOFRONTALE[5]
Schnittpunkt des Innenrandes der Orbita mit der Sutura frontomaxillaris.

Mf'   MAXILLOFRONTALE'[55]
Fußpunkt des Lotes vom Mittelpunkt zwischen rechtem und linkem Maxillofrontale auf die Frankfurter Horizontalebene.

N   NASION
Am weitesten anterior gelegener Punkt der Sutura nasofrontalis in der Mediansagittalebene.

S   SELLAMITTE
Mittelpunkt des größten Durchmessers der kreisförmigen oder ovalen knöchernen Kontur der Sella turcica.

Se   MITTE DES SELLAEINGANGS
Mittelpunkt der Verbindungslinie zwischen Processus clinoideus posterior und vorderem Sellaeingang.

Spa   SPINA NASALIS ANTERIOR
Am weitesten anterior gelegene Spitze der knöchernen Spina nasalis anterior in der Mediansagittalebene.

Spp   SPINA NASALIS POSTERIOR
Am weitesten posterior gelegener Punkt des Pars horizontale des Os palatinum. Dorsale Begrenzung der Maxilla.

A   SUBSPINALE
Scheitelpunkt der Kurvatur des Oberkieferalveolarfortsatzes. Am weitesten dorsal gelegener Punkt der anterioren Kontur des Processus alveolaris im Oberkiefer.

---

[4] Mit hochgestelltem Doppelpunkt (:) gekennzeichnete Referenzpunkte liegen originär bilateral vor.
[5] Ausschließlich zur Konstruktion des patientenorientierten Koordinatensystems im CT verwendete Referenzpunkte.

B	SUPRAMENTALE
	Scheitelpunkt der Kurvatur des Unterkieferalveolarfortsatzes. Am weitesten dorsal gelegener Punkt der apikalen Basis des Unterkiefers.
Pog	POGONION
	Am weitesten ventral gelegener Punkt des knöchernen Kinns.
Gn	GNATHION
	Am weitesten kaudal gelegener Punkt der Unterkiefersymphyse in der Mediansagittalebene.
Sp'	SPINA' NACH SCHMUTH
	Konstruierter Punkt. Schnittpunkt der Linie N-Gn mit der Oberkieferbasisebene (Spa-Spp). Teilt die Gesichtshöhe in einen oberen und einen unteren Anteil.
Po⁼	PORION
	Am weitesten kranial gelegener Punkt des Porus acusticus externus.
Or⁼	ORBITALE
	Am weitesten kaudal gelegener Punkt der Kontur der knöchernen Orbita.
Ba	BASION
	Am weitesten posterior und kaudal gelegener Punkt des Clivus beziehungsweise am weitesten kaudal gelegener Punkt am vorderen Rand des Foramen magnum in der Mediansagittalebene.
Ar⁼	ARTICULARE
	Röntgenologischer Orientierungspunkt. Schnittpunkt des Röntgenschattens des unteren Randes der Schädelbasis mit dem dorsalen Rand des Ramus ascendens.
hPCond⁼	HINTERSTER PUNKT DES CONDYLUS
	Am weitesten dorsal gelegener Punkt des Kondylus.
T1⁼	TANGENTENPUNKT 1 VON AR AN DEN UNTERKIEFERAST
	Am weitesten dorsal gelegener Punkt des Ramus ascendens im Bereich des Kieferwinkels. Anlagepunkt einer Tangente von Articulare an den aufsteigenden Ast der Mandibula im Bereich des Kieferwinkels.

MT2: **TANGENTENPUNKT 2 VON HPCOND AN DEN UNTERKIEFERAST**
Am weitesten dorsal gelegener Punkt des Ramus ascendens im Bereich des Kieferwinkels. Anlagepunkt einer Tangente vom hinteren Punkt des Kondylus (hPCond) an den aufsteigenden Ast der Mandibula im Bereich des Kieferwinkels.

T2/MT1: **TANGENTENPUNKT VON GN AN DEN UNTERKIEFERKÖRPER**
Dorsokaudalster Punkt des Unterkieferkörpers. Anlagepunkt einer Tangente von Gnathion an den horizontalen Ast der Mandibula.

tGo: **GONION-TANGENTENPUNKT**
Konstruierter Punkt. Tangentenschnittpunkt der hinteren Ramuslinie (Ar-T1; Tangente vom Punkt Ar an die posteriore Kontur des Kieferwinkels) mit dem Mandibularplanum (Gn-T2; Tangente vom Punkt Gn an die kaudale Kontur des Kieferwinkels).

tGoS: **GONION NACH A. M. SCHWARZ**
Konstruierter Punkt. Tangentenschnittpunkt der hinteren Ramuslinie (hPCond-MT2; Tangente vom Punkt hPCond an die posteriore Kontur des Kieferwinkels) mit dem Mandibularplanum (Gn-MT1; Tangente vom Punkt Gn an die kaudale Kontur des Kieferwinkels).

Is1o **INCISION SUPERIOR**
Spitze der Schneidekante des am weitesten labial stehenden oberen mittleren Schneidezahnes.

Ap1o **APICALE SUPERIOR**
Wurzelspitze des am weitesten labial stehenden oberen mittleren Schneidezahnes.

Is1u **INCISION INFERIOR**
Spitze der Schneidekante des am weitesten labial stehenden unteren mittleren Schneidezahnes.

Ap1u **APICALE INFERIOR**
Wurzelspitze des am weitesten labial stehenden unteren mittleren Schneidezahnes.

vPOcP   **VORDERER PUNKT DES OKKLUSIONSPLANUMS**
         (= ANTERIOR DOWNS POINT, ADP)
         Konstruierter Punkt. Halbierung des frontalen Überbisses. Mittelpunkt der Strecke zwischen den Schneidekanten der am weitesten labial stehenden oberen (Is1o) und unteren (Is1u) Inzisivi.

hPOcP   **HINTERER PUNKT DES OKKLUSIONSPLANUMS**
         Am weitesten distal stehender Berührungspunkt der letzten in Okklusion stehenden Molaren.

vPOK   **VORDERER PUNKT DES OBERKIEFERS**
         Konstruierter Punkt. Fußpunkt einer Senkrechten von Punkt Subspinale (A) auf die Oberkieferbasisebene (Spa-Spp).

vPUKS   **VORDERER PUNKT DES UNTERKIEFERS NACH A. M. SCHWARZ**
         Konstruierter Punkt. Fußpunkt einer Senkrechten vom Punkt Pogonion (Pog) auf die Unterkieferbasisebene (Gn-tGoS).

5.3.2. Weichteilpunkte

Sn   **SUBNASALE**
         Weichteilpunkt am Schnittpunkt des Nasensteges mit dem Lippenweiß der Oberlippe beziehungsweise Ansatzpunkt der Oberlippe am Nasensteg. Punkt des geringsten Kurvenradius am Übergang des Nasensteges in die Oberlippe ((SEGNER und HASUND [95])).

CoTg   **COLUMELLA-TANGENTENPUNKT**
         Punkt am Übergang des geraden Anteils der Columella in die Konvexität der Nasenspitze.

Ls   **LABRALE SUPERIUS (OBERLIPPENKANTE)**
         Stärkste Vorwölbung der Oberlippe. Grenze des Oberlippenrots.

Li   **LABRALE INFERIUS (UNTERLIPPENKANTE)**
         Stärkste Vorwölbung der Unterlippe.

Pog'   **WEICHTEILPOGONION**
         Am weitesten ventral gelegener Punkt des Weichteilkinns.

MATERIAL UND METHODEN

5.3.3. Grafische Darstellung der Referenzpunkte und des Referenzsystems

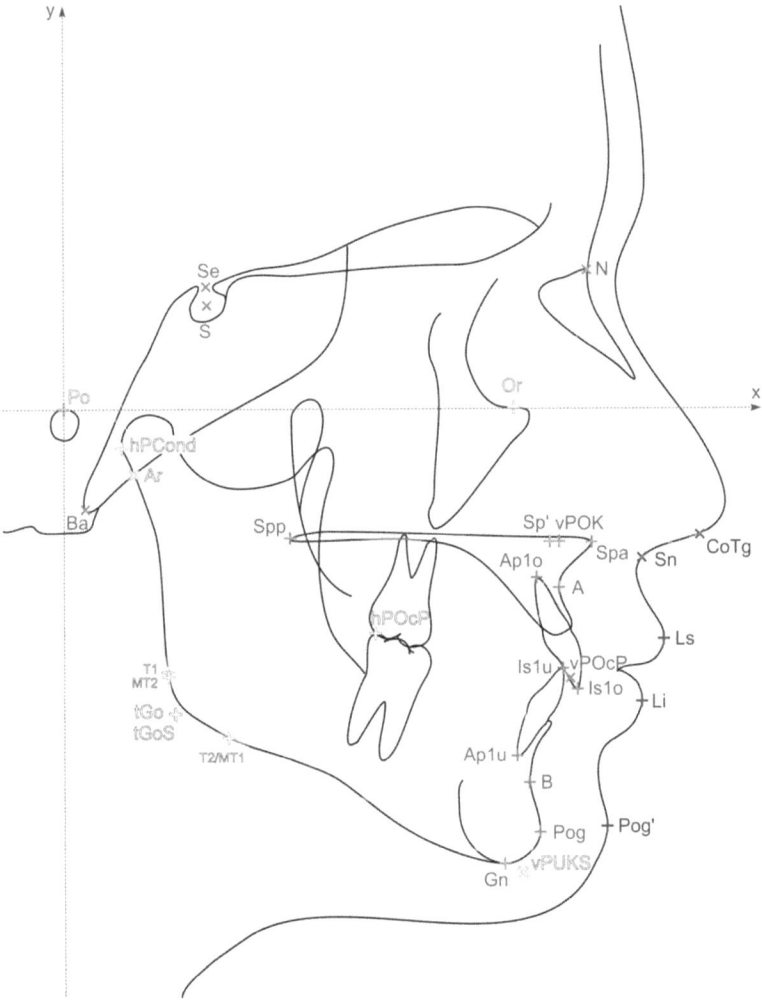

Abbildung 1: Schematische Darstellung der untersuchten Referenzpunkte der Studie mit eingezeichnetem Referenzsystem. In Umrissschrift gedruckte Referenzpunkte liegen originär bilateral vor.

5.3.4. Strecken

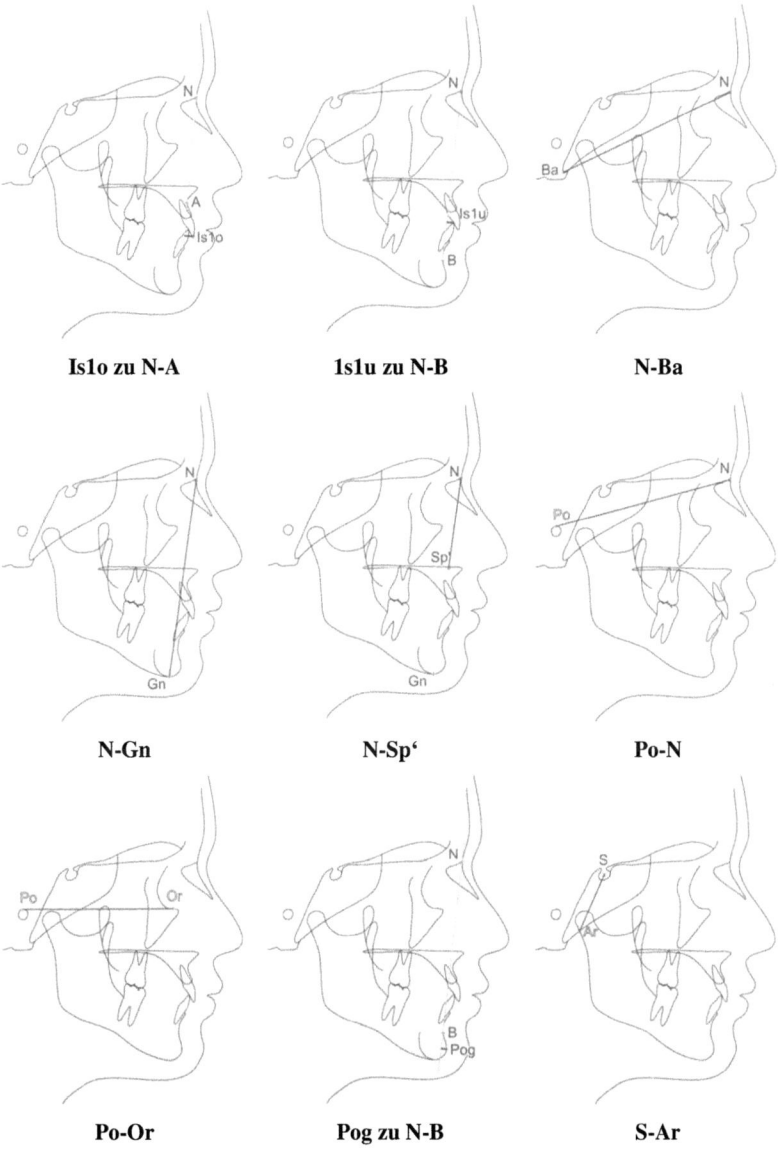

Is1o zu N-A   1s1u zu N-B   N-Ba

N-Gn   N-Sp'   Po-N

Po-Or   Pog zu N-B   S-Ar

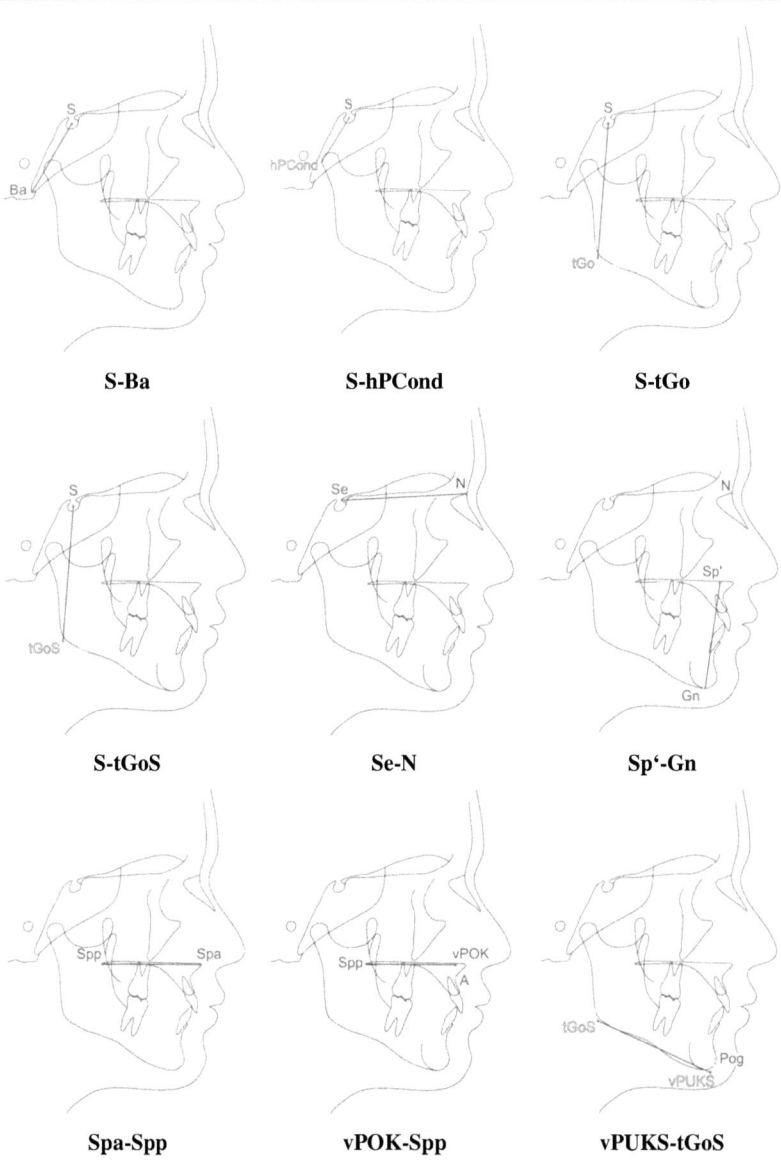

S-Ba	S-hPCond	S-tGo
S-tGoS	Se-N	Sp'-Gn
Spa-Spp	vPOK-Spp	vPUKS-tGoS

5.3.5. Winkel

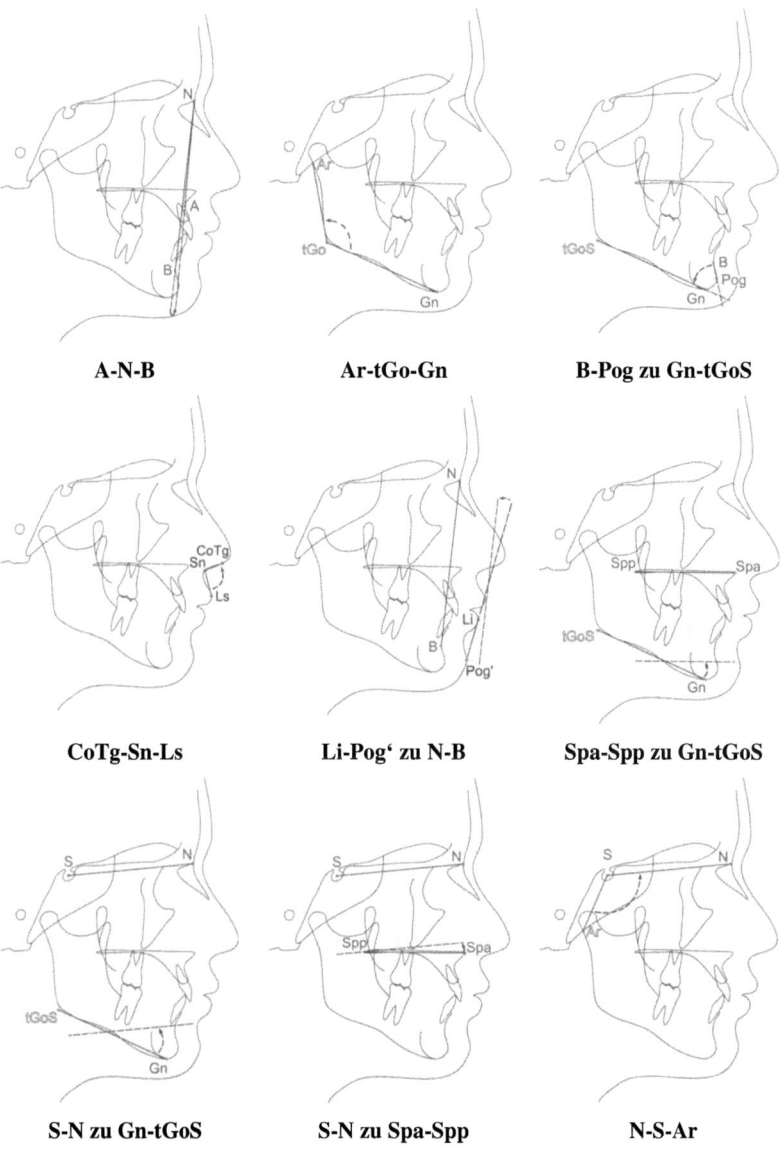

A-N-B   Ar-tGo-Gn   B-Pog zu Gn-tGoS

CoTg-Sn-Ls   Li-Pog' zu N-B   Spa-Spp zu Gn-tGoS

S-N zu Gn-tGoS   S-N zu Spa-Spp   N-S-Ar

MATERIAL UND METHODEN

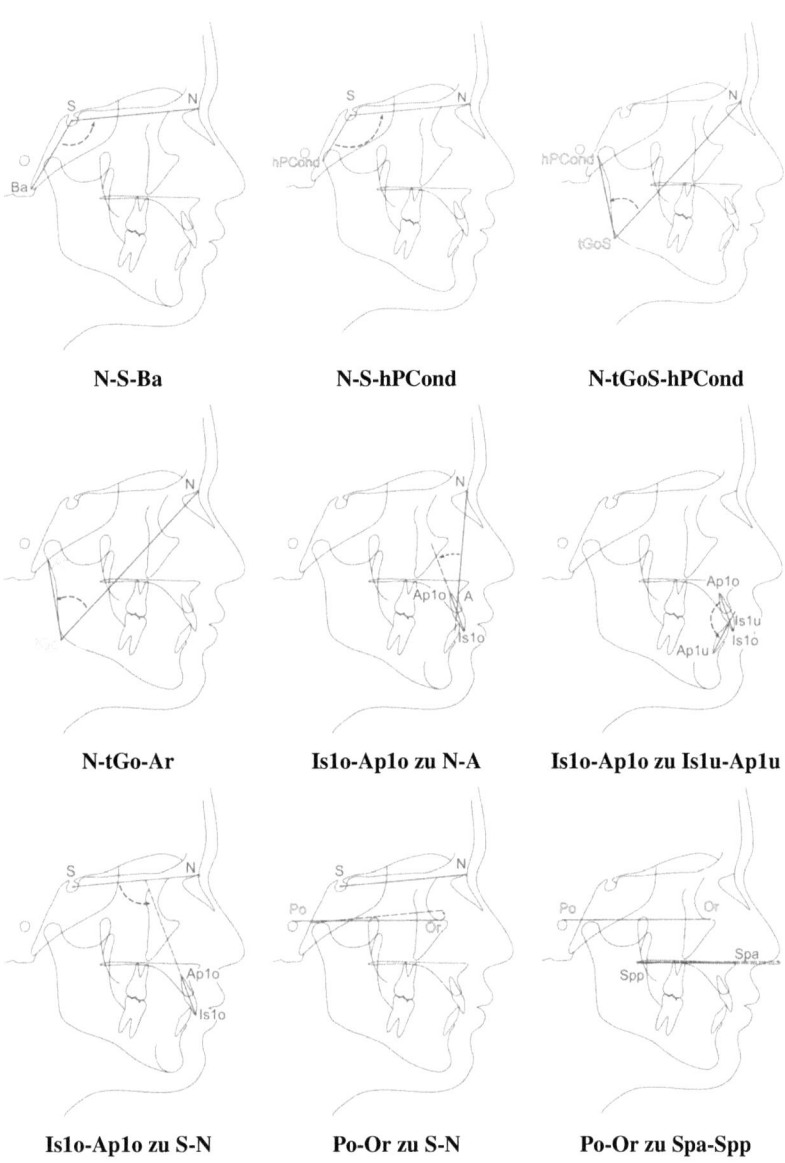

N-S-Ba   N-S-hPCond   N-tGoS-hPCond

N-tGo-Ar   Is1o-Ap1o zu N-A Is1o-Ap1o zu Is1u-Ap1u

Is1o-Ap1o zu S-N   Po-Or zu S-N   Po-Or zu Spa-Spp

MATERIAL UND METHODEN

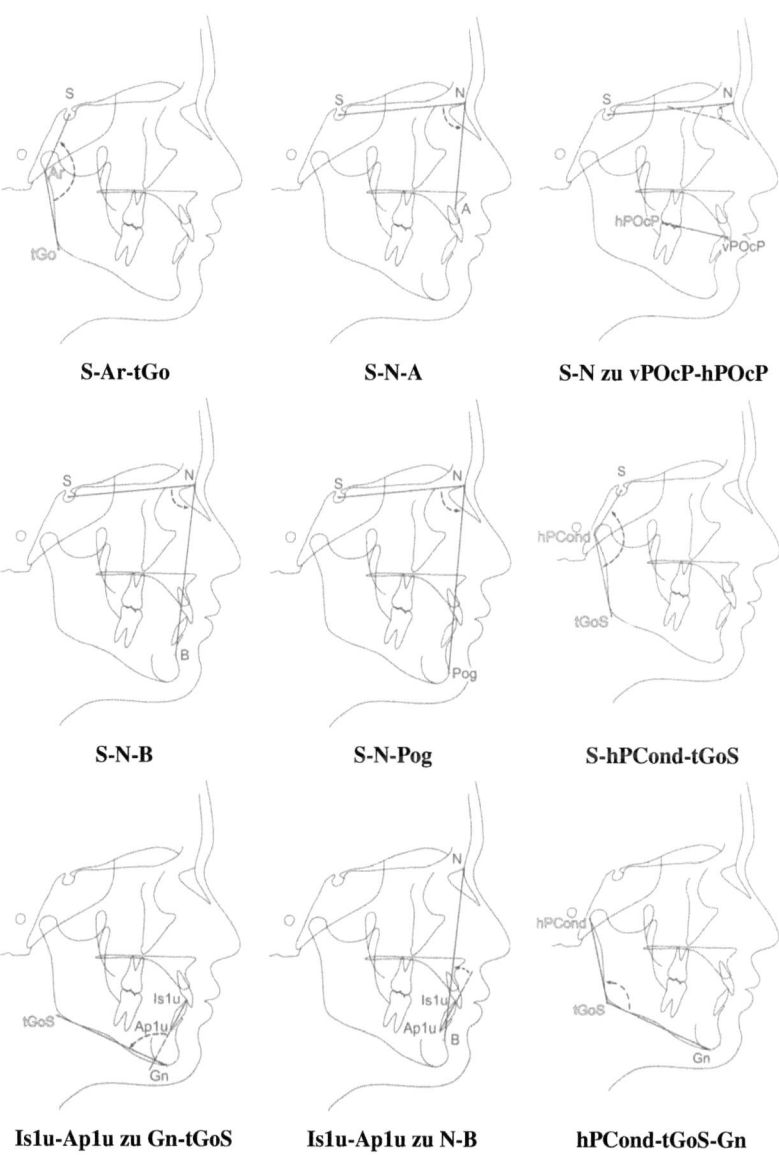

S-Ar-tGo	S-N-A	S-N zu vPOcP-hPOcP
S-N-B	S-N-Pog	S-hPCond-tGoS
Is1u-Ap1u zu Gn-tGoS	Is1u-Ap1u zu N-B	hPCond-tGoS-Gn

5.4. 3D-Referenzsystem

Um eine standardisierte, datensatzunabhängige sowie reproduzierbare Ansicht zu generieren, wurde ein referenzpunktbezogenes Koordinatensystem konstruiert, das prinzipiell einer „virtuellen Positionierung des Patienten im Kephalostat" entsprach. Die Verwendung eines solchen Koordinatensystems erlaubt die Ausrichtung mehrerer CT-Aufnahmen – sei es des gleichen oder auch verschiedener Patienten – nach einer einheitlichen Orientierung (YOO, KIM, KIM, KIM, JANG, KIM und LEE [111]). Für die 3D-Kephalometrie ist ein stabiles Referenzsystem, insbesondere zur Durchführung von Querschnitts- und Longitudinalstudien oder aber zur Evaluation eines chirurgischen Behandlungsverlaufs von der präoperativen Diagnostik über die virtuelle Therapieplanung bis hin zur postoperativen Kontrolle, unentbehrlich (SWENNEN, SCHUTYSER [101]).

Die *Frankfurter Horizontale (FH)* diente im CT – korrelierend zu deren waagerechten Einstellung bei der Akquisition des FRS – als Basisreferenzebene. Sie wurde durch den rechten und linken *Porus acusticus externus (Porion)* sowie den Mittelpunkt der Verbindungslinie zwischen rechtem und linkem *Orbitalpunkt (Orbitale)* festgelegt.

Zur sagittalen Ausrichtung des Koordinatensystems und zur transversalen Festlegung des Ursprungs wurde der Mittelpunkt zwischen rechtem und linkem *Maxillofrontale (Mf)* verwendet. Dieser anthropologische Bezugspunkt ist definiert als Schnittpunkt des Orbitainnenrandes mit der Sutura frontomaxillaris.

Der Ursprung des Koordinatensystems ließ sich konstruieren, indem zunächst vom Mittelpunkt zwischen rechtem und linkem *Maxillofrontale* ein Lot auf die *Frankfurter Horizontale* gefällt wurde (*Mf'*). Anschließend wurde von diesem Fußpunkt ein Lot auf die Verbindungslinie zwischen rechtem und linkem *Porion* errichtet. Der resultierende Schnittpunkt wurde schließlich als Ursprung definiert.

Die *Mediansagittalebene* ($\triangleq$ Sagittalebene des Koordinatensystems) diente in der Studie als Projektionsebene. Sie wurde über einen Punkt und eine Linie bestimmt, wobei als Punkt der Ursprung des Koordinatensystems und als Linie die Verbindung vom Mittelpunkt der Strecke *Maxillofrontale* rechts – *Maxillofrontale* links und *Mf'* Verwendung fand.

MATERIAL UND METHODEN

Die Definition des Patientenkoodinatensystems in VoXim® erfolgte durch den Ursprung als Mittelpunkt, der *Mediansagittalebene* als Mittelebene und der Verbindung vom Mittelpunkt zwischen rechtem und linkem *Porion* und dem Mittelpunkt zwischen rechtem und linkem *Orbitale* als projizierter Linie.

In den Abbildungen 2 bis 4 ist das 3D-Referenzsystem dargestellt.

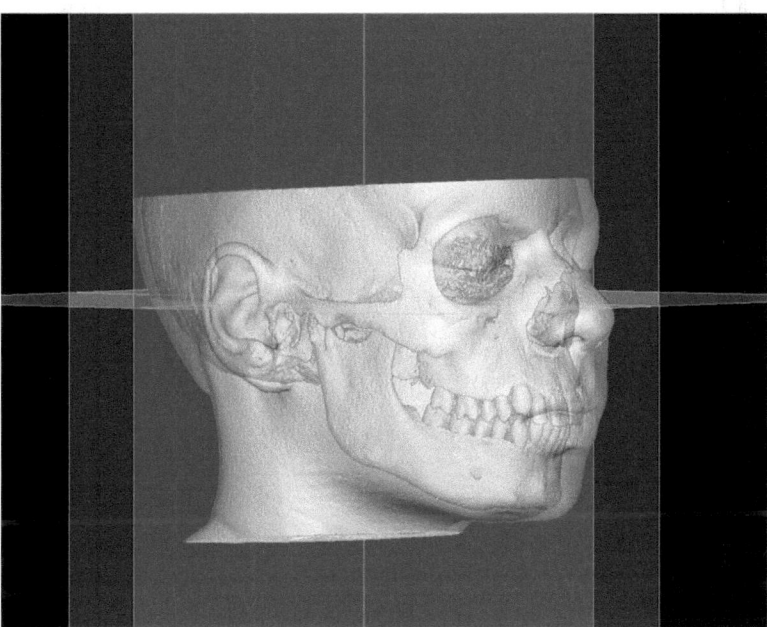

Abbildung 2: Das 3D-Referenzsystem in der Schrägansicht.

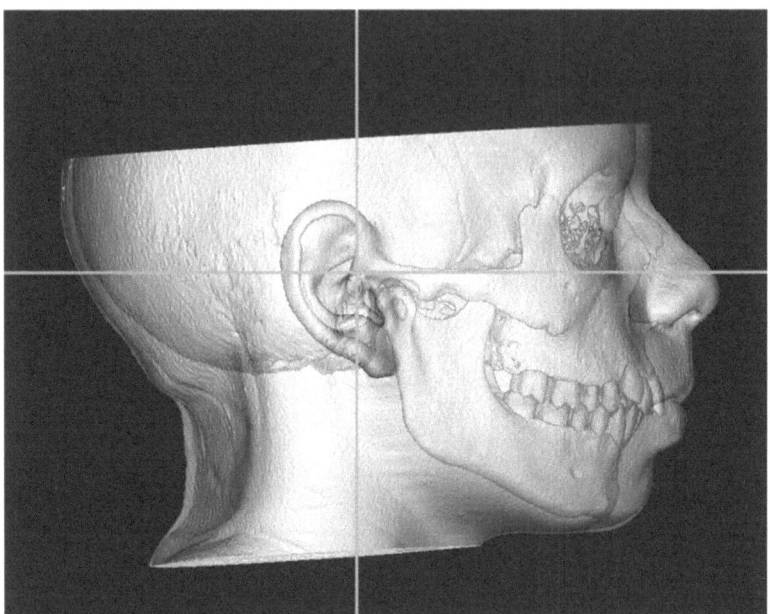

Abbildung 3: Das 3D-Referenzsystem in der Norma lateralis.

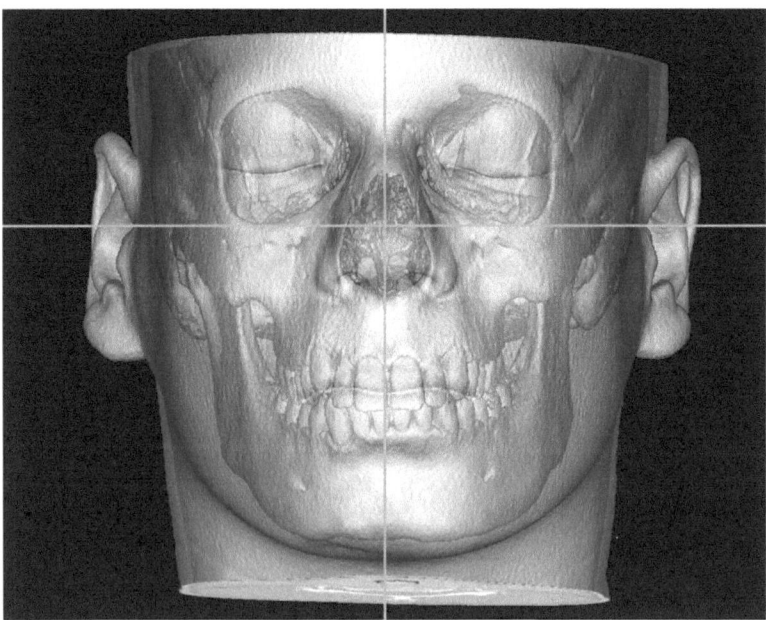

Abbildung 4: Das 3D-Referenzsystem in der Norma frontalis.

MATERIAL UND METHODEN

In den Tabellen 1 bis 14 sind Werkzeuge sowie Konstruktionsbefehle aufgelistet, die erforderlich waren, um das Patientenkoordinatensystem in VoXim® festzulegen.

KOORDINATENSYSTEM:	Patientenkoordinatensystem
Ausrichtung	*Definiert durch Mittelpunkt, Mittelebene und projizierte Linie*
Mittelpunkt	*Ursprung des Koordinatensystems*
Mittelebene	*Mediansagittalebene*
Projizierte Linie	*Mitte von Po_li-Po_re – Mitte von Or_li-Or_re*

Tabelle 1: Definition des Patientenkoordinatensystems.

PUNKT:	Ursprung des Koordinatensystems
Ausrichtung	*Lot von Punkt auf Linie*
Punkt	*Lot von Mitte von Mf_li-Mf_re auf FH (Mf')*
Linie	*Po_li-Po_re*

Tabelle 2: Definition des Ursprungs des Koordinatensystems.

PUNKT:	Lot von Mitte von Mf_li-Mf_re auf FH (Mf')
Ausrichtung	*Lot von Punkt auf Ebene*
Punkt	*Mitte von Mf_li-Mf_re*
Ebene	*Frankfurter Horizontalebene*

Tabelle 3: Definition des Lotes von der Mitte der Verbindungslinie zwischen linkem und rechtem *Maxillofrontale* auf die *Frankfurter Horizontalebene*.

PUNKT:	Mitte von Po_li-Po_re
Ausrichtung	*Prozentual auf Linie zwischen Start/Ende*
Linie	*Po_li-Po_re*
Variable	*Mittelpunktbestimmungsvariable*

Tabelle 4: Definition der Mitte der Verbindungslinie zwischen linkem und rechtem *Porion*.

PUNKT:	Mitte von Or_li-Or_re
Ausrichtung	*Prozentual auf Linie zwischen Start/Ende*
Linie	*Or_li-Or_re*
Variable	*Mittelpunktbestimmungsvariable*

Tabelle 5: Definition der Mitte der Verbindungslinie zwischen linkem und rechtem *Orbitale*.

PUNKT:	Mitte von Mf_li-Mf_re
Ausrichtung	*Prozentual auf Linie zwischen Start/Ende*
Linie	*Mf_li-Mf_re*
Variable	*Mittelpunktbestimmungsvariable*

Tabelle 6: Definition der Mitte der Verbindungslinie zwischen linkem und rechtem *Maxillofrontale*.

LINIE:	Po_li-Po_re
Ausrichtung	*Definiert durch zwei Punkte*
Erster Punkt	*Po_re*
Zweiter Punkt	*Po_li*

Tabelle 7: Definition der Verbindungslinie zwischen linkem und rechtem *Porion*.

LINIE:	Or_li-Or_re
Ausrichtung	*Definiert durch zwei Punkte*
Erster Punkt	*Or_re*
Zweiter Punkt	*Or_li*

Tabelle 8: Definition der Verbindungslinie zwischen linkem und rechtem *Orbitale*.

LINIE:	Mitte Po_li-Po_re – Mitte Or_li-Or_re
Ausrichtung	*Definiert durch zwei Punkte*
Erster Punkt	*Mitte von Po_li-Po_re*
Zweiter Punkt	*Mitte von Or_li-Or_re*

Tabelle 9: Definition der Verbindungslinie zwischen der Mitte der Verbindungslinie zwischen linkem und rechtem *Porion* und der Mitte der Verbindungslinie zwischen linkem und rechtem *Orbitale*.

MATERIAL UND METHODEN

LINIE:	Mf_li-Mf_re
Ausrichtung	*Definiert durch zwei Punkte*
Erster Punkt	*Mf_re*
Zweiter Punkt	*Mf_li*

Tabelle 10: Definition der Verbindungslinie zwischen linkem und rechtem *Maxillofrontale*.

LINIE:	Mitte von Mf_li-Mf_re – Mf'
Ausrichtung	*Definiert durch zwei Punkte*
Erster Punkt	*Mitte von Mf_li-Mf_re*
Zweiter Punkt	*Lot von Mitte von Mf_li-Mf_re auf FH (Mf')*

Tabelle 11: Definition der Verbindungslinie zwischen der Mitte der Verbindungslinie zwischen linkem und rechten *Maxillofrontale* und dem Lot von der Mitte der Verbindungslinie zwischen linkem und rechtem *Maxillofrontale* auf die *Frankfurter Horizontalebene*.

EBENE:	Mediansagittalebene
Ausrichtung	*Linie und Punkt*
Punkt	*Ursprung des Koordinatensystems*
Linie	*Mitte von Mf_li-Mf_re – Mf'*

Tabelle 12: Definition der *Mediansagittalebene*.

EBENE:	Frankfurter Horizontalebene
Ausrichtung	*Definiert durch drei Punkte*
Erster Punkt	*Po_re*
Zweiter Punkt	*Po_li*
Dritter Punkt	*Mitte von Or_li-Or_re*

Tabelle 13: Definition der *Frankfurter Horizontalebene*.

VARIABLE:	Mittelpunktbestimmungsvariable
Minimum	*0.00*
Maximum	*100.00*
Wert	*50.00*
Änderungsmodus	*Fester Wert*

Tabelle 14: Definition der Mittelpunktbestimmungsvariablen.

MATERIAL UND METHODEN

5.5. Fernröntgenseitenaufnahmen

Die Anfertigung der Fernröntgenseitenbilder erfolgte mit dem digitalen Röntgengerät ORTHOPHOS Plus DS Ceph® (Sirona Dental Systems GmbH, Bensheim, Deutschland). Für die Auswertung der Fernröntgenseitenbilder wurde OnyxCeph® 2.7 (Image Instruments GmbH, Chemnitz, Deutschland) verwendet (Abbildung 5).

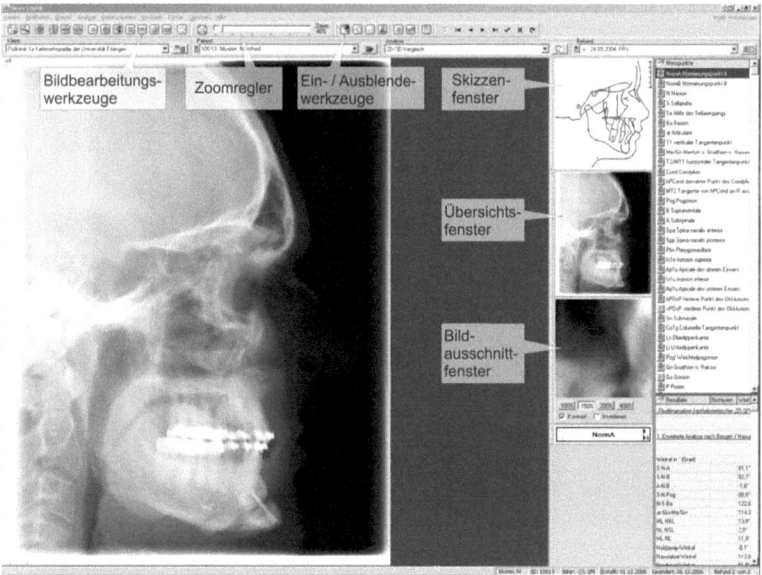

Abbildung 5: Überblick über die Benutzeroberfläche von OnyxCeph®.

Da sich in OnyxCeph® 2.7 keine integrierten Analysen erweitern beziehungsweise anpassen lassen, musste zunächst mit dem Zusatzprogramm OnyxPVL® eine individuelle Studienanalyse vorbereitet werden, in der die Definition entsprechender Strecken und Winkel erfolgte (Abbildung 6).

MATERIAL UND METHODEN

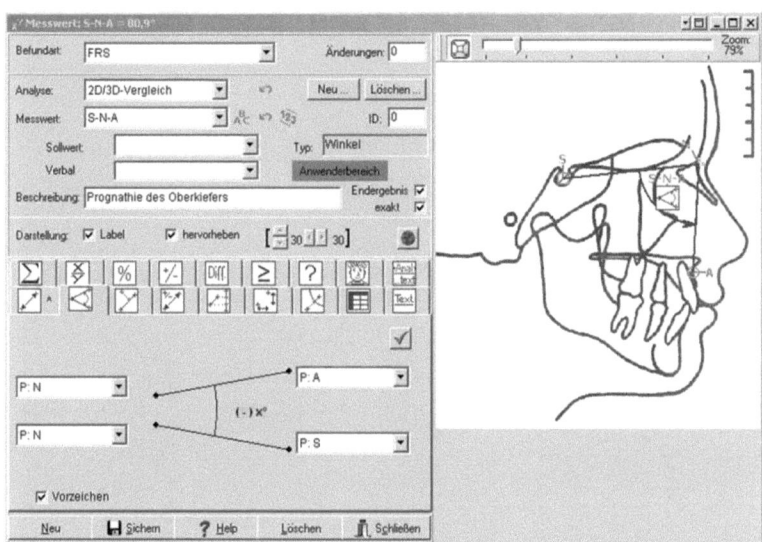

Abbildung 6: Variablen-Editorfenster von OnyxPVL®.

In OnyxCeph® wurde jeder Studienpatient angelegt und das zugehörige Fernröntgenseitenbild importiert. Für jedes FRS konnte daraufhin die Abbildungslänge der in das Röntgenbild eingeblendeten Millimeterskala ermittelt werden, um die inhärente Abbildungsvergrößerung des Röntgenverfahrens zu korrigieren. Zudem wurde jeweils die Pixelgröße berechnet und der arithmetische Mittelwert über alle ermittelten Pixelgrößen als Standardeinstellung für jedes Röntgenbild festgelegt.

Auf Grundlage dieser Vorbereitungen konnten die Auswertungen gemäß Analyseplan erfolgen und die Ergebnisse zur statistischen Auswertung in das Programm Microsoft Excel® (Microsoft Deutschland GmbH, Unterschleißheim, Deutschland) exportiert werden.

5.6. Computertomogramme

Die computertomographischen Aufnahmen wurden mit den Mehrschicht-Spiral-CT-Scannern SOMATOM Sensation 16® beziehungsweise SOMATOM Sensation 64® (Siemens AG Medical Solutions, Erlangen, Deutschland) akquiriert.

Im Rekonstruktionsprozess wurden aus den CT-Rohdaten axiale Schichtbilder im Abstand von 0.5 mm im Knochenfenster (C/W: 600/3200) erzeugt und im DICOM-Format gesichert. Die generierten Daten mussten in das Programm VoXim® 6.0 (IVS Solutions AG, Chemnitz, Deutschland) eingelesen und in dreidimensionale volumetrische Datensätze umgewandelt werden (Abbildung 7). Eine Grauskalenanpassung erfolgte vor der Konvertierung nicht, der vorgegebene Grauwertbereich von -1024 bis 975 HU wurde beim Import beibehalten.

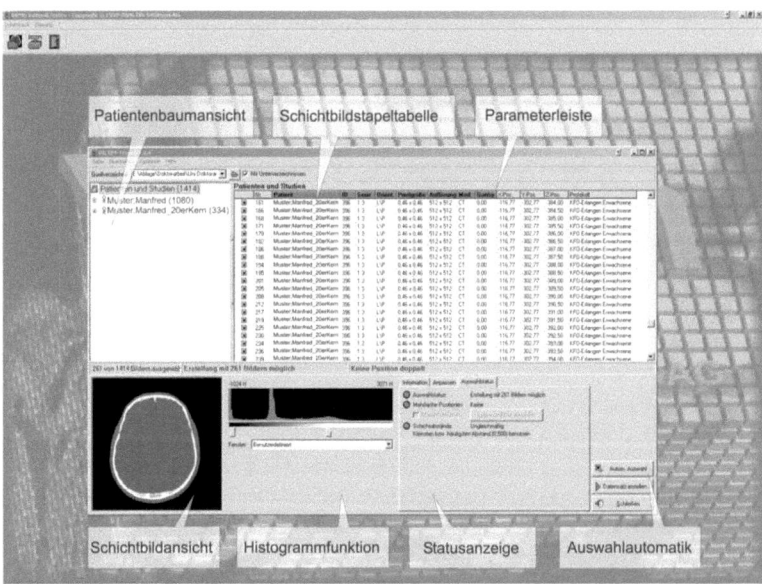

Abbildung 7: Die Voxim® DICOM-Transfer-Funktion.

Vorbereitend war es zunächst erforderlich, einen Analyseplan zu erstellen. Im Skeleton-Modul von VoXim® wurden die erforderlichen Punkte, Strecken, Winkel, das Patientenkoordinatensystem sowie Konstruktionshilfswerkzeuge und verschiedene Ansichten in einer Vorlage angelegt und definiert. Zudem wurde für jeden Datensatz eine Knochen- und eine Weichgewebesegmentierung auf Grundlage der volumetrischen 3D-Rekonstruktion erzeugt. Um für jeden Patientendatensatz ein konstantes Koordinatensystem zur Verfügung zu stellen, erfolgte die Festlegung des individuellen Referenzsystems nicht in jedem Messdurchgang, sondern für jeden Datensatz einmalig. Dieses Vorgehen sicherte eine invariante Basis für die Untersuchung der Fehlerstreuung im CT.

Die dreidimensionale Referenzpunktidentifikation erfolgte im VoXim®-Modul Skeleton (Abbildung 8) unter strenger Einhaltung eines Methodenplans, der eindeutige Anweisungen zur Identifikation eines Bezugspunktes vorgab (siehe 10.1).

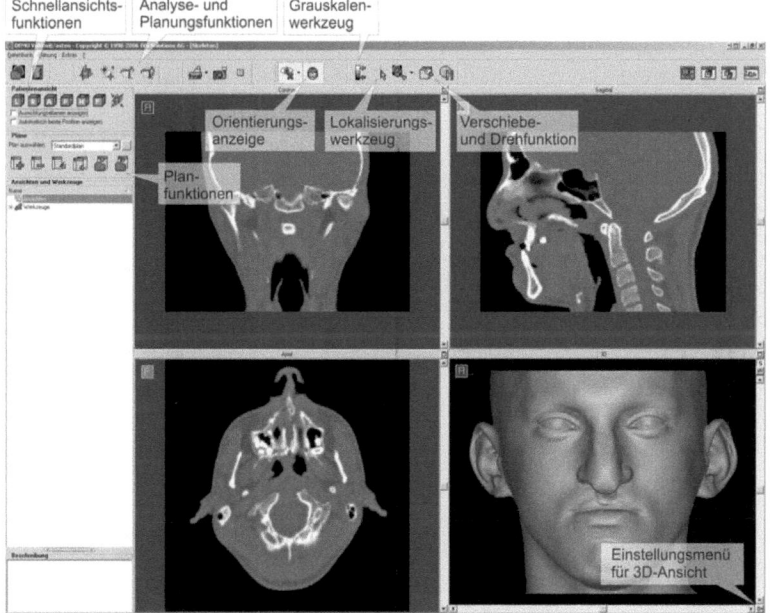

Abbildung 8: Überblick über die Benutzeroberfläche von Voxim® / Skeleton

Um die Grundlage für einen direkten Vergleich zwischen Messungen in FRS und CT zu schaffen, wurden von den dreidimensional gesetzten Referenzpunkten im Computertomogramm automatisch Lote auf die Mediansagittalebene gefällt. Zwischen ursprünglich bilateralen Messpunkten erfolgte zudem die automatische Konstruktion der Mittelpunkte, um der Interpolation zwischen Doppelkonturen im FRS zu entsprechen. Grundlage der im CT untersuchten Messungen waren schließlich die Lotfußpunkte mediansagittal projizierter medianer Referenzpunkte sowie die projiziert und gemittelten Lotfußpunkte bilateraler Referenzpunkte.

Da Winkel im Raum keinen Drehsinn besitzen und folglich keine negativen Werte annehmen, mussten für die CT-Messungen Kriterien abgeleitet werden, die analog zur Fernröntgenauswertung einen Hinweis auf die Negativität bestimmter Werte geben (Tabelle 15). Ferner kann ein Winkel im Raum theoretisch zwei Absolutwerte annehmen, x oder $360°$ - x. Um konsistent zu messen, wurde stets der kleinere Wert ($\leq$ 180°) angenommen.

Nach Abschluss jeder durchgeführten Analyse wurden die vom Programm durchgeführten Strecken- und Winkelmessungen zur statistischen Weiterverarbeitung in eine Excel®-Datei überführt.

Strecke / Winkel	Bedingung / Lot von	Vorzeichen
Is1o zu N-A	Is1o zu N-A *in dorsaler Richtung* *in ventraler Richtung*	+ −
Is1u zu N-B	Is1u zu N-B *in dorsaler Richtung* *in ventraler Richtung*	+ −
Pog zu N-B	Pog zu N-B *in dorsaler Richtung* *in ventraler Richtung*	+ −
A-N-B	A zu N-B *in dorsaler Richtung* *in ventraler Richtung*	+ −
S-N zu Spa-Spp	Spa zu S-N > Spp zu S-N Spa zu S-N < Spp zu S-N	+ −
S-N zu vPOcP-hPOcP	vPOcP zu S-N > hPOcP zu S-N vPOcP zu S-N < hPOcP zu S-N	+ −
Po-Or zu S-N	Or zu S-N > Po zu S-N Or zu S-N < Po zu S-N	+ −
Po-Or zu Spa-Spp	Spa zu Po-Or > Spp zu Po-Or Spa zu Po-Or < Spp zu Po-Or	+ −
Is1o-Ap1o zu N-A	Ap1o zu N-A *in ventraler Richtung* *in dorsaler Richtung*	+ −
Is1u-Ap1u zu N-B	Ap1u zu N-B *in ventraler Richtung* *in dorsaler Richtung*	+ −
Li-Pog' zu N-B	N zu Li-Pog' > B zu Li-Pog' N zu Li-Pog' < B zu Li-Pog'	+ −

Tabelle 15: Kriterien zur Beurteilung der Negativität von Strecken und Winkeln im Raum.

5.7. Datenaufbereitung & Statistik

Statistisch untersucht werden sollte die Übereinstimmung zwischen den konventionellen zweidimensionalen Messungen im Fernröntgenseitenbild und den im Computertomogramm abgeleiteten Messungen hinsichtlich der Reproduzierbarkeit von Referenzpunktkoordinaten sowie den Unterschieden zwischen gemessenen beziehungsweise abgeleiteten Strecken und Winkeln. Ziel war es zudem, eine statistische Aussage über auftretende zufällige Fehler bei Mehrfachuntersuchung in Form der Präzision beider Messmethoden unter dem Einfluss eines Untersuchers zu treffen. Auf dieser Grundlage sollte ein Vergleich der Reliabilität beider Messmethoden erfolgen.

In der deskriptiven Statistik wurden für die Messpunktverteilungen jeweils Mittelwert, Standardabweichung, Median, Minimum, Maximum, Schiefe und Exzess ermittelt und in Histogrammen dargestellt. Dabei wurden die entsprechenden Werte durch den patientenweisen Mittelwert je Methode normiert.

Die Ermittlung der Messgüte (Präzision) erfolgte je Messgröße und je Methode, wobei die Streuung der Messwerte zwei Einflüssen unterlag:
- der Abweichung der Messwerte bei wiederholter Messung derselben Patienten
- der Abweichung der Messwerte bei der Messung verschiedener Patienten, verursacht durch die anatomische Variation der Patienten untereinander sowie die Qualität der Aufnahmen im CT

Die beiden Streuungseinflüsse wurden in einer Modell II-Varianzanalyse für einfache Klassifikation mit zufälligen Effekten (Messwiederholung, Patient) ermittelt (MARTIN [68], TITIZ, LAUBINGER, KELLER, HERTRICH und HIRSCHFELDER [104]). Die Streuungsanteile (Varianzkomponenten) wurden als intraserielle Varianz (Abweichung bei wiederholter metrischer Untersuchung desselben Patienten) und interserielle Varianz (Abweichung der Messungen zwischen unterschiedlichen Patienten) untersucht. Angegeben wurden die Standardabweichungen[6], da sie über die gleiche Maßeinheit wie die untersuchten Messgrößen verfügen. Intraserielle und interserielle Standardabweichung stellten hierbei Maße für die Reproduzierbarkeit der Messungen und die patientenbezogene Variabilität für Strecken und Winkel je Methode dar.

---

[6] Standardabweichung $= \sqrt{\text{Varianz}}$

Der Vergleich der Standardabweichungen zwischen den Methoden erfolgte über die Angabe der Quotienten, wobei Unterschiede in einer Größenordnung vom Faktor 2 als relevant betrachtet wurden (Quotient < 0.5 beziehungsweise > 2.0).
Um die Unterschiede der intraseriellen Standardabweichungen von CT- und FRS-Messungen auf Signifikanz zu überprüfen, fand der sogenannte F-Test Verwendung. p-Werte < 0.05 wurden zunächst als signifikant angesehen, allerdings musste zusätzlich die multiple Teststellung berücksichtigt werden. Da 18 beziehungsweise 27 Parameter betrachtet wurden, sollten die p-Werte < 0.005 sein, um Rückschlüsse auf signifikante Unterschiede zuzulassen.
Zur Bewertung der Ergebnisse wurde in erster Linie der Quotient als entscheidendes Kriterium für den Methodenunterschied betrachtet, da der p-Wert vom Stichprobenumfang abhängig ist.
Um die Unterschiede zwischen beiden Messmethoden zu veranschaulichen, wurden die intraseriellen Standardabweichungen in Diagrammen gegenübergestellt.
Zum Vergleich von FRS und CT bezüglich Übereinstimmung der durchgeführten Messungen wurden beide Methoden mittels Differenzendarstellung und Deming Regression ausgewertet. Dabei stellte der Differenzenplot nach Bland / Altman die primäre Methode dar (BLAND und ALTMAN [10], BLAND und ALTMAN [11]). Im Falle bestimmter Konstellationen sollten die Ergebnisse der Regressionsanalyse herangezogen werden (MARTIN [68]).
Die Differenzenplots dienten zunächst der Visualisierung der Unterschiede zwischen den Messungen beider Methoden. Aus ihnen ließen sich folgende Angaben ableiten:
- Nulllinie: Linie bei idealer Übereinstimmung
- mittlere Differenz: Mittelwert aller Differenzen
- 95 %-Konfidenzintervall der mittleren Differenz: Bereich, der die wahre Differenz mit einer Wahrscheinlichkeit von 95 % überlappt
- „Limits of Agreement": Bereich, der dem ± 1.96fachen der Standardabweichung der Differenzen entspricht ($\triangleq$ Bereich, in dem 95 % aller Messwertdifferenzen liegen)

Extremwerte der Messungen wurden mittels Box-Whisker-Plots identifiziert, die entsprechenden Parameter wurden ohne diese Werte reanalysiert.
Zur Beurteilung der klinischen Relevanz der ermittelten Abweichungen zwischen beiden Analysemethoden wurden die Ergebnisse einem Äquivalenztest unterzogen.

Zur statistischen Auswertung kam die Software SAS® 9.2 (SAS Institute GmbH, Heidelberg, Deutschland) zur Anwendung.

5.8. Stichprobenumfang

Für Methodenvergleiche existieren keine klar definierten Vorgaben bezüglich der erforderlichen Anzahl an Messungen. In einer Richtlinie aus dem Bereich der klinischen Chemie wurden 40 Messungen gefordert (CLINICAL AND LABORATORY STANDARDS INSTITUTE [23]). Für die vorliegenden Untersuchungen war die Zahl der Messungen für eine der Methoden geringer, jedoch konnten durch die Betrachtung vieler Parameter systematische Unterschiede zwischen den Methoden dennoch aufgedeckt werden.

Bezüglich der Unterschiede in der Reproduzierbarkeit kann allgemein mit N = 13 (kleinere Gruppe) bei einem Allokationsverhältnis von 5 (CT) / 2 (FRS), einer Irrtumswahrscheinlichkeit (p-Wert) von 0.05 und einer Teststärke von 80 % ein Varianzunterschied vom Faktor 4 (Standardabweichung: Faktor 2) aufgedeckt werden. Die Fallzahlen in der vorliegenden Untersuchung (N = 18^7 für die kleinere Gruppe) sind demzufolge ausreichend.

---

[7] Die neun Patienten wurden im FRS doppelt (N = 9*2 = 18) im CT fünffach (N = 9*5 = 45) vermessen.

6. ERGEBNISSE

6.1. Standardabweichungen: Reproduzierbarkeit der Referenzpunkte

Ist der tatsächliche Wert einer Messung nicht bekannt, so kann eine charakteristische Verteilung wiederholter Messungen um den wahren Wert angenommen werden, die näherungsweise einer Gaußschen Normalverteilungskurve entspricht. Die Normalverteilung kann durch Mittelwert und Standardabweichung beschrieben werden. Bei Abwesenheit systematischer Fehler entspricht der Mittelwert aller Messungen dem tatsächlich richtigen Wert. Die Standardabweichung ist ein Maß für die Messgenauigkeit, mit ihrer Hilfe lässt sich die Streuungsbreite der Werte verdeutlichen. Sie gibt an, innerhalb welchen Intervalls um den Mittelwert 67 % aller Messungen liegen – im Intervall der doppelten Standardabweichungen befinden sich 95 % aller Messungen. Somit drückt eine geringe Standardabweichung eine hohe Messgenauigkeit und folglich einen geringen Zufallsfehler aus (SEGNER und HASUND [95]). Eine Aufstellung der Standardabweichungen der 32 Referenzpunkte im Methodenvergleich Fernröntgenseitenbild vs. Computergramm findet sich in Tabelle 16. Bleiben erkannte Ausreißer unberücksichtigt, so waren die maximalen Standardabweichungen bezogen auf alle untersuchten Referenzpunkte der Analyse im FRS 1.11 mm in X-Richtung (*T2/MT1*) beziehungsweise 1.62 mm in Y-Richtung (*T1*) sowie 1.31 mm (*CoTg*) beziehungsweise 1.05 mm (*B*) im CT. Minimale Abweichungen im FRS zeigten sich für die X-Richtung von *hPOcP* mit 0.04 mm und die Y-Richtung von *Or* mit 0.08 mm, entsprechend für das Computertomogramm 0.04 mm bei *N* und *Ls* in X-Richtung sowie 0.08 mm für *Or* und *Ba* in Y-Richtung. Dies deutet insgesamt auf eine für beide Methoden relativ geringe Streuung der Messpunkte sowie gute Reproduzierbarkeit hin. So war im FRS die Standardabweichung für beide Richtungen im FRS für 48 der 64 Koordinaten geringer oder gleich 0.50 mm, im CT für 47 von 64 (49 von 64 ohne Ausreißer). Zudem lagen jeweils etwa die Hälfte der Standardabweichungen unter 0.25 mm (FRS: 31/64, CT: 33 beziehungsweise 34/64). Referenzpunkte mit einer Abweichung größer als 1.00 mm waren im FRS *B*, *T1*, *MT2*, *T2/MT1*, im CT *B*, *T2/MT1*, *hPOcP* sowie *CoTg*. Im Allgemeinen zeigten beide Messmethoden bezüglich der Abweichungen bei wiederholter

Referenzpunktidentifikation ähnliche Tendenzen, wobei jedoch *Se*, *Spp*, *A*, *Ba* und *hPCond* im CT eine deutlich geringere Standardabweichung in einer der beiden Richtung aufweisen konnten als im FRS (exemplarisch dargestellt in Abbildung 9 und 10). Eindeutig höhere Abweichungen stellten sich im CT gegenüber dem FRS vor allem bei *Spa* und *Sn* in X-Richtung, bei *Pog'* in Y-Richtung dar (exemplarisch dargestellt in Abbildung 11 und 12).

Der Referenzpunkt *Articulare* zeigte sowohl in FRS und CT in beiden Richtungen nur geringe Abweichungen, die nicht über einen Wert von 0.56 mm hinausgingen.

Bezugspunkt	FRS		CT	
	X	Y	X	Y
N	0.14	0.35	0.04	0.17
S	0.23	0.16	0.13	0.18
Se	0.51	0.71	0.12	0.33
Spa	0.30	0.17	0.92	0.14
Spp	0.91	0.25	0.19	0.44
A	0.52	0.90	0.11	0.65
B	0.19	1.52	0.10	1.05
Pog	0.11	0.77	0.06	0.53
Gn	0.23	0.19	0.44	0.17
Sp'	0.15	0.18	0.20	0.16
Po	0.16	0.22	0.21 0.16°	0.10
Or	0.28	0.08	0.44	0.08
Ba	0.34	0.44	0.19	0.08
Ar	0.42	0.17	0.34 0.21°	0.56 0.36°
hPCond	0.34	0.82	0.12	0.34
T1	0.41	1.62	0.19	0.60
MT2	0.38	1.05	0.23	0.65
T2/MT1	1.11	0.37	1.17 0.64°	0.74 0.42°
tGo	0.13	0.24	0.15	0.36 0.29°
tGoS	0.17	0.25	0.12	0.35 0.27°
Is1o	0.08	0.10	0.19	0.24
Ap1o	0.29	0.84	0.50	0.44
Is1u	0.08	0.12	0.17	0.29
Ap1u	0.35	0.70	0.42	0.51
vPOcP	0.04	0.10	0.14	0.20
hPOcP	0.51	0.48	1.60 1.14°	0.55
vPUKS	0.28	0.24	0.14	0.25
Sn	0.36	0.64	1.20	0.89
CoTg	0.90	0.46	1.31	0.51
Ls	0.13	0.39	0.05 0.04°	0.29
Li	0.12	0.10	0.06	0.26
Pog'	0.11	0.17	0.16	0.82

°: *Werte bei Nichtberücksichtigung von Ausreißern*
Tabelle 16: Standardabweichungen der Referenzpunkte in mm.

ERGEBNISSE

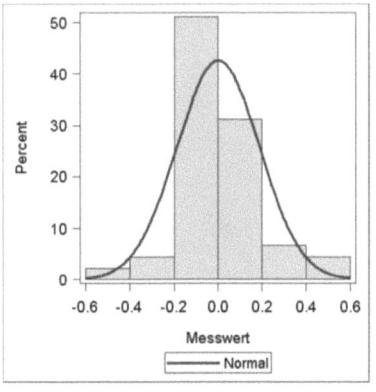
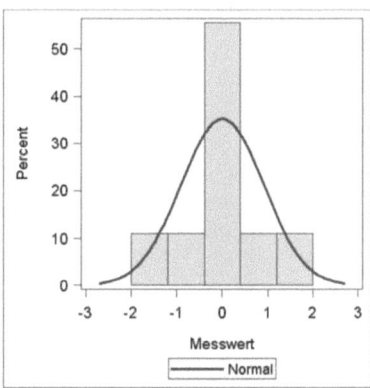

CT: Posterior Nasal Spine, x-direction   FRS: Posterior Nasal Spine, x-direction

Abbildung 9: Histogrammdarstellung für mittelwertnormierte x-Koordinaten des Referenzpunktes *Spp* im Vergleich von CT- und FRS-Auswertung. Es zeigte sich im CT gegenüber dem FRS eine geringere Abweichung.

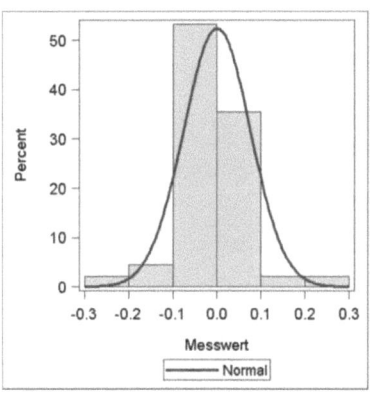
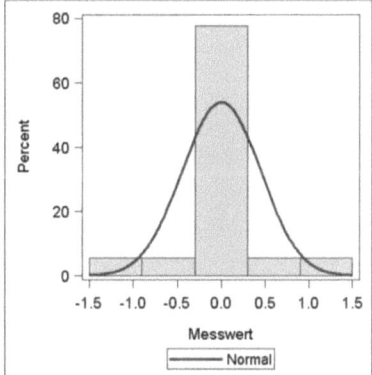

CT: Basion, y-direction   FRS: Basion, y-direction

Abbildung 10: Histogrammdarstellung für mittelwertnormierte y-Koordinaten des Referenzpunktes *Ba* im Vergleich von CT- und FRS-Auswertung. Es zeigte sich im CT gegenüber dem FRS eine geringere Abweichung.

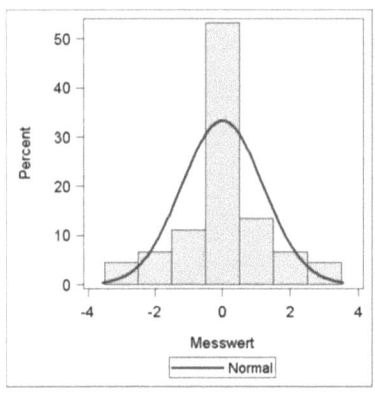
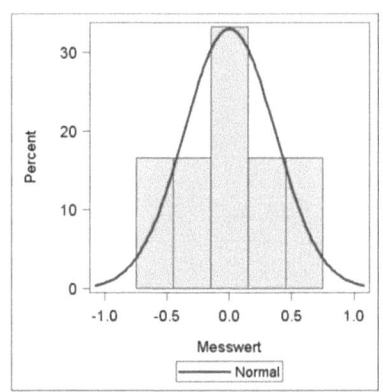

CT: Subnasale, x-direction FRS: Subnasale, x-direction

Abbildung 11: Histogrammdarstellung für mittelwertnormierte x-Koordinaten des Referenzpunktes *Sn* im Vergleich von CT- und FRS-Auswertung. Es zeigte sich im FRS gegenüber dem CT eine geringere Abweichung.

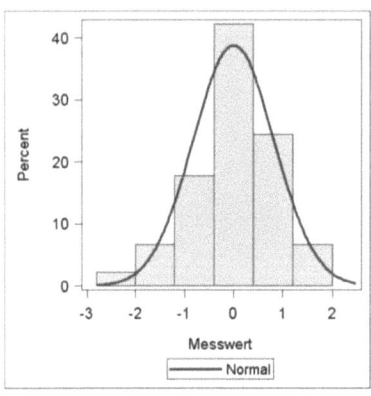
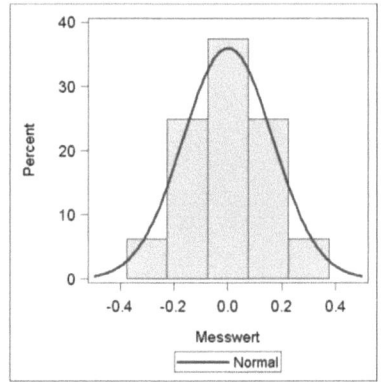

CT: Soft Tissue Pogonion, y-direction FRS: Soft Tissue Pogonion, y-direction

Abbildung 12: Histogrammdarstellung für mittelwertnormierte y-Koordinaten des Referenzpunktes *Pog'* im Vergleich von CT- und FRS-Auswertung. Es zeigte sich im FRS gegenüber dem CT eine geringere Abweichung.

6.2. Varianzanalyse: Wiederholbarkeit der Messmethoden

Die intraseriellen Standardabweichungen ließen als Ergebnis der Varianzanalyse (ANOVA) im Vergleich teils starke Unterschiede für die Wiederholbarkeit beider Messmethoden erkennen (Tabellen 17, 18). Während bei den Streckenmessungen *Islo zu N-A, N-Ba, S-Ba, Se-N* und *vPOK-Spp* die intraserielle Standardabweichung für das Fernröntgenseitenbild etwa das drei- bis sechsfache der entsprechenden Abweichung des Computertomogramms betrug, zeigten sich bei *Islu zu N-B, Po-N, Po-Or, S-Ar, S-tGo, S-tGoS, Sp'-Gn* und *Spa-Spp* vergleichsweise geringe Unterschiede zwischen beiden Methoden (exemplarisch dargestellt in Abbildung 13 beziehungsweise 14). Bei lediglich zwei der 18 Streckenmessungen – *Po-Or* und *S-Ar* – wies die CT-Messung eine höhere intraserielle Standardabweichung auf (Abbildung 15). Lässt man für *S-Ar* erkannte Ausreißer außer Betracht, so ergibt sich auch hier eine geringfügig niedrigere Standardabweichung als im FRS.

Bei den Winkelmessungen zeigte sich ein ähnliches Bild wie für Streckenmessungen, wobei ein Drittel der CT-Winkelmessungen eine höhere intraserielle Standardabweichung als das FRS vorzuweisen hatte (exemplarisch dargestellt in Abbildung 16). Deutliche Unterschiede wurden vor allem bei den Winkeln *A-N-B, Li-Pog' zu N-B, N-S-hPCond, N-tGo-Ar* sowie *S-hPCond-tGoS* festgestellt (exemplarisch dargestellt in Abbildung 17). Verhältnismäßig geringe Unterschiede zwischen beiden Messmethoden fanden sich bei den Winkeln *CoTg-Sn-Ls, Spa-Spp zu Gn-tGoS, S-N zu Gn-tGoS, S-N zu Spa-Spp, N-S-Ba, Islo-Aplo zu N-A, Islo-Aplo zu Islu-Aplu, Islo-Aplo zu S-N, Po-Or zu Spa-Spp, S-N-A, S-N zu vPOcP-hPOcP, Islu-Aplu zu Gn-tGoS* und *Islu-Aplu zu N-B* (exemplarisch dargestellt in Abbildung 18).

Um Unterschiede zwischen beiden Methoden bewerten zu können, wurden die Quotienten der Standardabweichungen ermittelt. Von einem relevanten Unterschied der Streuung konnte dann ausgegangen werden, wenn der Quotient bei ≤ 0.5 beziehungsweise ≥ 2.0 lag. Dies war für die Hälfte der Streckenmessungen und bei Nichtberücksichtigung von Ausreißern für ein Drittel der Winkelmessungen der Fall. Mittels F-Test ließen sich für alle Strecken, für die durch den Quotienten relevante Unterschiede ermittelt wurden, auf beiden Signifikanzniveaus[8] signifikante Unterschiede nachweisen. Bei einer Irrtumswahrscheinlichkeit von $p < 0.005$ ergab sich

---

[8] $p < 0.05$ beziehungsweise $p < 0.005$ bei Berücksichtigung der multiplen Teststellung

ohne Einbeziehung der Ausreißer für alle durch Betrachtung der Quotienten bereits detektierten Winkel eine signifikante Abweichung, während unter dem Kriterium eines p-Werts < 0.05 weitere vier Winkel als signifikant unterschiedlich betrachtet werden konnten.

Während Ausreißer bei Streckenmessungen keinen Einfluss auf die Signifikanzaussage hatten, ließ sich durch die Einbeziehung von Ausreißern für die Winkel *S-Ar-tGo* und *N-S-Ar* kein signifikanter Unterschied mehr nachweisen.

Mit nur einer Ausnahme (*Li-Pog' zu N-B*) waren bei signifikanten Unterschieden im Vergleich der Messungen von CT und FRS stets die intraseriellen Standardabweichungen für das FRS erhöht, was auf eine schlechtere Reproduzierbarkeit der FRS-Auswertung hindeutet.

Werden Messungen, die den Referenzpunkt *Articulare* enthalten, gesondert betrachtet, so zeigten vier der fünf Messungen im CT eine geringere intraserielle Standardabweichung als im FRS, ohne Ausreißer waren alle Abweichungen im CT geringer. Auf einem Signifikanzniveau von $p < 0.05$ waren die Unterschiede für zwei (mit Ausreißern) beziehungsweise vier Messungen (ohne Ausreißer) signifikant, bei $p < 0.005$ ergab sich für eine Messung (mit Ausreißern) beziehungsweise zwei Messungen (ohne Ausreißer) ein signifikanter Unterschied.

Die interseriellen Standardabweichungen zeigten als Maß der Patientenvariabilität erwartungsgemäß keine relevanten Unterschiede zwischen den Methoden. Im Falle von Abweichungen vom Faktor 1 (beispielsweise Faktor 0.7) lassen sich die Unterschiede von der Größenordnung auf die eingeschränkte Reproduzierbarkeit zurückführen. Die im Vergleich zu den intraseriellen Standardabweichungen generell deutlich höheren Werte der interseriellen Standardabweichungen können durch die Inhomogenität der untersuchten Patientengruppe erklärt werden.

Die Ergebnisse von Quotientenberechnung und F-Test sind neben den Ergebnissen der Varianzanalyse in den Tabellen 17 und 18 dargestellt.

ERGEBNISSE

Strecke	Methode	intraserielle SD	Q	p-Wert	interserielle SD	Q	Gesamt-SD
Is1o zu N-A	CT	0.272	3.4	<0.0005	2.986	0.9	2.998
	FRS	0.926			2.654		2.811
Is1u zu N-B	CT	0.186	1.5	0.095	3.608	0.9	3.613
	FRS	0.275			3.291		3.302
N-Ba	CT	0.193	3.8	<0.0005	5.133	1.3	5.137
	FRS	0.724			6.450		6.490
N-Gn	CT	0.290	2.0	0.003	6.833	1.0	6.839
	FRS	0.570			6.805		6.829
N-Sp'	CT	0.228	2.2	0.001	3.229	0.9	3.237
	FRS	0.493			2.826		2.869
Po-N	CT	0.244 / 0.176°	1.1 / 1.5°	0.668 / 0.082°	5.558 / 5.634°	0.9 / 0.9°	5.563 / 5.637°
	FRS	0.265			4.890		4.897
Po-Or	CT	0.528	0.8	0.271	3.650	1.1	3.688
	FRS	0.432			3.857		3.881
Pog zu N-B	CT	0.151	2.2	0.001	3.693	1.0	3.696
	FRS	0.333			3.712		3.727
S-Ar	CT	0.608 / 0.360°	0.7 / 1.1°	0.087 / 0.633°	5.689 / 5.677°	0.9 / 0.9°	5.722 / 5.689°
	FRS	0.397			4.847		4.863
S-Ba	CT	0.185	4.6	<0.0005	3.869	1.4	3.874
	FRS	0.846			5.345		5.412
S-hPCond	CT	0.388	2.3	<0.0005	6.276	0.8	6.288
	FRS	0.904			4.828		4.912
S-tGo	CT	0.410	1.1	0.583	11.105	0.9	11.113
	FRS	0.460			9.703		9.714
S-tGoS	CT	0.400	1.2	0.384	11.038	0.9	11.045
	FRS	0.487			9.692		9.705
Se-N	CT	0.146	6.5	<0.0005	3.367	0.9	3.370
	FRS	0.950			3.195		3.333
Sp'-Gn	CT	0.294	1.4	0.175	5.531	1.1	5.539
	FRS	0.403			6.196		6.209
Spa-Spp	CT	1.062	1.4	0.181	3.323	1.3	3.488
	FRS	1.449			4.475		4.704
vPOK-Spp	CT	0.326	4.8	<0.0005	2.757	1.3	2.776
	FRS	1.579			3.493		3.833
vPUKS-tGoS	CT	0.283	1.6	0.047	5.863	1.1	5.870
	FRS	0.450			6.398		6.414

SD: Standardabweichung, Q: Quotient, °: Werte bei Nichtberücksichtigung von Ausreißern
Tabelle 17: Ergebnisse der Varianzanalyse für Streckenparameter. Der methodenbezogene Unterschied zwischen den Standardabweichungen wurde über den Quotienten (FRS vs. CT) verdeutlicht. Zusätzlich wurden die p-Werte des F-Tests angegeben.

Winkel	Methode	intraserielle SD	Q	p-Wert	interserielle SD	Q	Gesamt-SD
A-N-B	CT	0.148	4.1	<0.0005	3.881	1.0	3.884
	FRS	0.608			3.715		3.764
Ar-tGo-Gn	CT	0.420	1.8	0.011	9.296	1.0	9.306
	FRS	0.755			9.376		9.406
B-Pog zu Gn-tGoS	CT	0.928	1.8	0.010	5.684	0.7	5.759
	FRS	1.687			3.746		4.108
CoTg-Sn-Ls	CT	2.922	1.1	0.668	11.971	0.7	12.322
	FRS	3.180			7.800		8.423
Li-Pog' zu N-B	CT	0.958	0.4	0.003	14.492	0.9	14.524
	FRS	0.387			13.648		13.654
Spa-Spp zu Gn-tGoS	CT	0.877	0.8	0.250	8.126	1.1	8.173
	FRS	0.705			8.949		8.977
S-N zu Gn-tGoS	CT	0.410	1.1	0.539	8.721	0.9	8.730
	FRS	0.468			7.604		7.618
S-N zu Spa-Spp	CT	0.740 / 0.499°	0.8 / 1.2°	0.292 / 0.351°	4.375 / 4.426°	1.0 / 1.0°	4.438 / 4.454°
	FRS	0.617			4.487		4.529
N-S-Ar	CT	0.953 / 0.713°	1.3 / 1.7°	0.256 / 0.018°	6.180 / 5.836°	0.8 / 0.9°	6.253 / 5.880°
	FRS	1.238			4.983		5.135
N-S-Ba	CT	0.542	0.9	0.439	4.481	0.7	4.513
	FRS	0.505			3.166		3.206
N-S-hPCond	CT	0.583	2.6	<0.0005	6.026	1.2	6.055
	FRS	1.535			7.341		7.500
N-tGoS-hPCond	CT	0.260	2.3	<0.0005	4.522	1.0	4.530
	FRS	0.600			4.544		4.584
N-tGo-Ar	CT	0.242	2.8	<0.0005	4.149	1.0	4.156
	FRS	0.668			4.138		4.191
Islo-Aplo zu N-A	CT	1.380	1.4	0.150	6.975	1.1	7.110
	FRS	1.929			7.816		8.051
Islo-Aplo zu Islu-Aplu	CT	2.177	0.7	0.160	16.716	1.1	16.857
	FRS	1.591			18.504		18.572
Islo-Aplo zu S-N	CT	1.375	1.3	0.310	8.361	1.1	8.473
	FRS	1.736			9.191		9.354
Po-Or zu S-N	CT	0.257	2.1	0.001	2.908	1.2	2.920
	FRS	0.537			3.554		3.594
Po-Or zu Spa-Spp	CT	0.691 / 0.453°	0.7 / 1.1°	0.135 / 0.695°	5.004 / 5.031°	1.0 / 1.0°	5.051 / 5.051°
	FRS	0.489			4.915		4.940
S-Ar-tGo	CT	1.103 / 0.723°	1.5 / 2.3°	0.086 / <0.0005°	4.300 / 4.149°	0.6 / 0.7	4.439 / 4.212°
	FRS	1.646			2.711		3.172
S-N-A	CT	0.292	1.1	0.536	3.409	1.0	3.421
	FRS	0.333			3.449		3.465
S-N zu vPOcP-hPOcP	CT	1.299	0.7	0.107	4.445	1.0	4.631
	FRS	0.879			4.243		4.333
S-N-B	CT	0.236	1.7	0.019	3.349	0.9	3.357
	FRS	0.406			3.145		3.172
S-N-Pog	CT	0.234	2.1	0.001	4.079	0.9	4.086
	FRS	0.491			3.664		3.697
S-hPCond-tGoS	CT	0.515	3.0	<0.0005	4.366	1.1	4.396
	FRS	1.553			4.863		5.105
Islu-Aplu zu Gn-tGoS	CT	1.387	0.9	0.410	10.117	1.0	10.212
	FRS	1.266			9.678		9.760

ERGEBNISSE

Winkel	Methode	intraserielle SD	Q	p-Wert	interserielle SD	Q	Gesamt-SD
Is1u-Ap1u zu N-B	CT	1.308	0.9	0.336	11.665	1.1	11.738
	FRS	1.131			12.454		12.505
hPCond-tGoS-Gn	CT	0.480	1.6	0.057	9.664	1.0	9.676
	FRS	0.749			9.701		9.730

SD: Standardabweichung, Q: Quotient, °: Werte bei Nichtberücksichtigung von Ausreißern
Tabelle 18: Ergebnisse der Varianzanalyse für Winkelparameter. Der methodenbezogene Unterschied zwischen den Standardabweichungen wurde über den Quotienten (FRS vs. CT) verdeutlicht. Zusätzlich wurden die p-Werte des F-Tests angegeben. Im Fall der Winkel *N-S-Ar* und *S-Ar-tGo* änderte sich die Aussage bei Nichtberücksichtigung von Ausreißern.

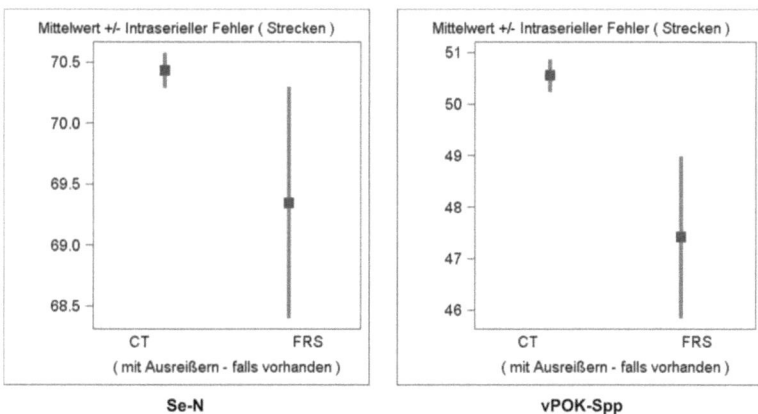

Abbildung 13: Darstellung der intraseriellen Standardabweichungen für die Strecken *Se-N* und *vPOK-Spp*. Es zeigte sich im CT gegenüber dem FRS eine deutlich geringere Abweichung.

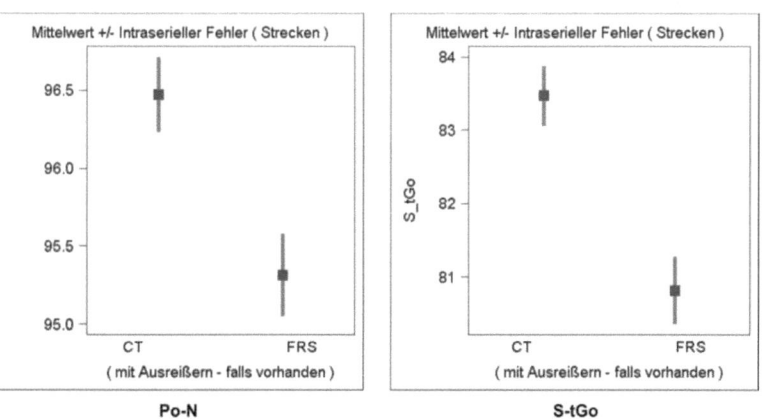

Abbildung 14: Darstellung der intraseriellen Standardabweichungen für die Strecken *Po-N* und *S-tGo*. Die Abweichungen von CT und FRS waren annäherungsweise gleich.

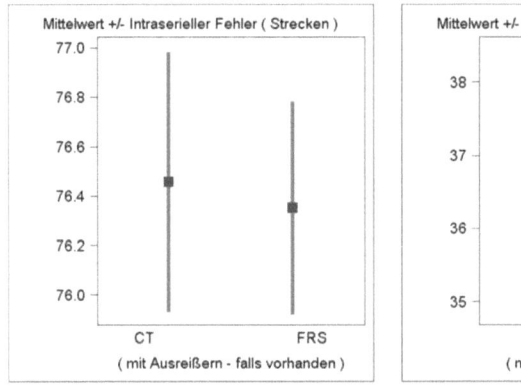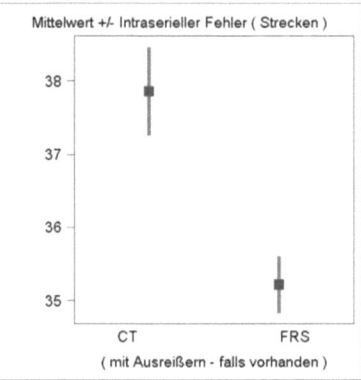

Abbildung 15: Darstellung der intraseriellen Standardabweichungen für die Strecken *Po-Or* und *S-Ar*. Es zeigte sich im FRS gegenüber dem CT eine geringere Abweichung.

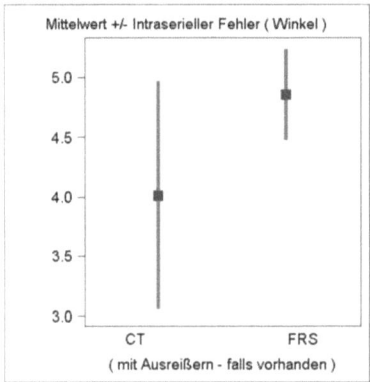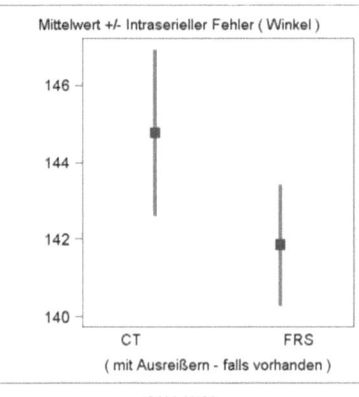

Abbildung 16: Darstellung der intraseriellen Standardabweichungen für die Winkel *Li-Pog'* zu *N-B* und *Is1o-Ap1o* zu *Is1u-Ap1u*. Es zeigte sich im FRS gegenüber dem CT eine geringere Abweichung.

ERGEBNISSE

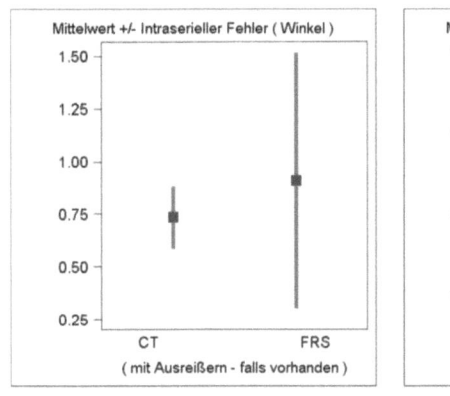
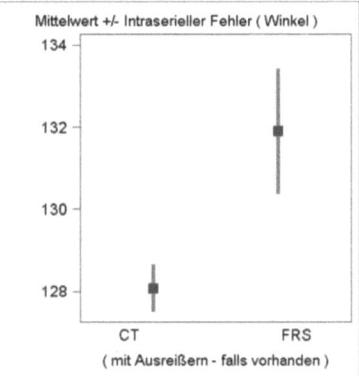

Abbildung 17: Darstellung der intraseriellen Standardabweichungen für die Winkel *A-N-B* und *N-S-hPCond*. Es zeigte sich im CT gegenüber dem FRS eine deutlich geringere Abweichung.

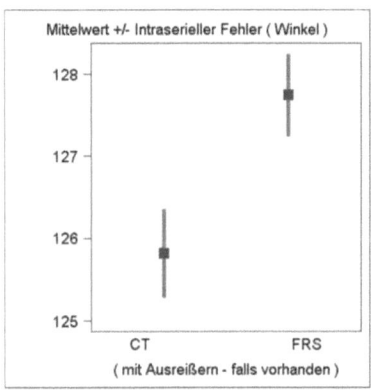
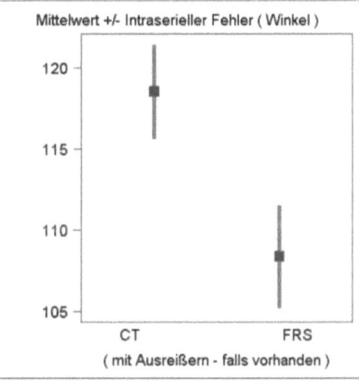

Abbildung 18: Darstellung der intraseriellen Standardabweichungen für die Winkel *N-S-Ba* und *CoTg-Sn-Ls*. Die Abweichungen von CT und FRS waren annäherungsweise gleich.

6.3. Bland-Altman-Plots, Box-Whisker-Plots und Äquivalenztest: Übereinstimmung der Messmethoden

Beide Messmethoden wurden auf Differenzen bezüglich der ermittelten Strecken und Winkel untersucht. Dies geschah anhand von Bland-Altman-Differenzendarstellungen. Da die Aussagekraft der Differenzenplots ausreichend war, um systematische Abweichungen zwischen FRS- und CT-Messungen zu bewerten, wird an dieser Stelle nicht auf die Ergebnisse der Regressionsanalyse eingegangen. Zur Vollständigkeit befinden sich diese jedoch in tabellarischer Form im Anhang (10.2.13, 10.2.14).

In Tabelle 19 und 20 wurden die Ergebnisse der Bland-Altman Differenzendarstellungen zusammengefasst.

Bei der Analyse zeigten einige Parameter für einzelne Werte stark abweichende Differenzen, die nicht im Zusammenhang mit erhöhter Streuung standen, sondern Extremwerte der Messung darstellten. Zu deren Identifikation fanden Box-Whisker-Plots Verwendung. Lagen einzelne Punkte außerhalb vorgegebener Grenzen, wurden sie als Extremwerte erkannt und die Analyse ohne diese Werte wiederholt. Die Grenzen wurden wie folgt festgelegt:

- 75 %-Perzentil + 3 * IQR[9]
- 25 %-Perzentil − 3 * IQR

Für acht Strecken (*Is1o zu N-A, N-Ba, S-Ar, S-Ba, S-hPCond, S-tGo, S-tGoS* und *Se-N*) sowie drei Winkel (*A-N-B, B-Pog zu Gn-tGoS* und *S-N zu Gn-tGoS*) konnten mittels Box-Whisker-Plots Extremwerte nachgewiesen werden, dementsprechend fand eine Reanalyse dieser Parameter ohne diese Werte statt (Abbildungen 19 bis 29).

---

[9] IQR = Interquartil-Range = Interquartilsabstand = 25 % bis 75 %-Perzentilbereich = Länge der Box im Plot

ERGEBNISSE

Strecken	Analyse	N	mittlere Differenz FRS-CT (Offset)	Standard-abweichung der Differenzen	untere Grenze des 95% KI	obere Grenze des 95% KI	Abw.	unteres Limit	oberes Limit
Is1o zu N-A	Original	9	0.077	1.040	-0.723	0.877		-1.962	2.116
	ohne E	8	-0.255	0.321	-0.524	0.014		-0.885	0.375
Is1u zu N-B	Original	9	0.495	0.842	-0.152	1.142		-1.154	2.145
N-Ba	Original	9	-1.893	2.254	-3.626	-0.161	*	-6.311	2.524
	ohne E	8	-1.191	0.859	-1.910	-0.473		-2.876	0.493
N-Gn	Original	9	-1.732	0.712	-2.279	-1.184	*	-3.128	-0.336
N-Sp'	Original	9	-0.974	0.981	-1.728	-0.220	*	-2.897	0.949
Po-N	Original	9	-1.161	2.328	-2.951	0.629		-5.724	3.402
Po-Or	Original	9	-0.105	2.086	-1.709	1.498		-4.194	3.983
Pog zu N-B	Original	9	0.217	0.583	-0.231	0.666		-0.926	1.360
S-Ar	Original	9	-2.642	1.744	-3.983	-1.301	*	-6.061	0.777
	ohne E	8	-2.230	1.316	-3.330	-1.130		-4.809	0.348
S-Ba	Original	9	-1.595	2.375	-3.420	0.230		-6.249	3.059
	ohne E	8	-0.847	0.827	-1.538	-0.155	*	-2.468	0.774
S-hPCond	Original	9	-1.797	2.840	-3.980	0.386		-7.364	3.769
	ohne E	8	-2.621	1.497	-3.872	-1.369	*	-5.555	0.313
S-tGo	Original	9	-2.652	2.397	-4.495	-0.810	*	-7.351	2.046
	ohne E	8	-1.931	1.100	-2.850	-1.011		-4.086	0.225
S-tGoS	Original	9	-2.711	2.385	-4.545	-0.878	*	-7.387	1.964
	ohne E	8	-1.994	1.097	-2.911	-1.076		-4.145	0.157
Se-N	Original	9	-1.086	0.601	-1.548	-0.624	*	-2.264	0.092
	ohne E	8	-1.255	0.344	-1.543	-0.967		-1.930	-0.580
Sp'-Gn	Original	9	-0.758	1.078	-1.587	0.070		-2.871	1.355
Spa-Spp	Original	9	-4.005	4.487	-7.454	-0.557	*	-12.799	4.788
vPOK-Spp	Original	9	-3.139	3.712	-5.993	-0.285	*	-10.415	4.137
vPUKS-tGoS	Original	9	0.643	2.165	-1.022	2.307		-3.601	4.886

N: Anzahl, KI: Konfidenzintervall, Abw.: systematische Abweichung, *: Nachweis einer signifikanten systematischen Abweichung, Original: Analyse der Originalwerte, ohne E: Analyse ohne Extremwerte
Tabelle 19: Ergebnisse des Methodenvergleichs für Strecken.

ERGEBNISSE

Winkel	Analyse	N	mittlere Differenz FRS-CT (Offset)	Standard-abweichung der Differenzen	untere Grenze des 95% KI	obere Grenze des 95% KI	Abw.	unteres Limit	oberes Limit
A-N-B	Original	9	0.176	0.395	-0.127	0.479		-0.597	0.949
	ohne E	8	0.288	0.218	0.106	0.471	*	-0.140	0.716
Ar-tGo-Gn	Original	9	0.644	0.457	0.293	0.995	*	-0.251	1.540
B-Pog zu Gn-tGoS	Original	9	-0.797	4.375	-4.161	2.566		-9.373	7.778
	ohne E	8	0.593	1.414	-0.589	1.775		-2.178	3.363
CoTg-Sn-Ls	Original	9	-10.167	6.665	-15.290	-5.044	*	-23.230	2.895
Li-Pog' zu N-B	Original	9	0.846	3.699	-1.997	3.689		-6.403	8.096
Spa-Spp zu Gn-tGoS	Original	9	2.490	1.886	1.040	3.939	*	-1.207	6.186
S-N zu Gn-tGoS	Original	9	1.091	1.517	-0.074	2.257		-1.881	4.064
	ohne E	8	0.627	0.643	0.090	1.165	*	-0.632	1.887
S-N zu Spa-Spp	Original	9	-1.398	2.390	-3.235	0.439		-6.082	3.286
N-S-Ar	Original	9	3.748	2.911	1.510	5.985	*	-1.959	9.454
N-S-Ba	Original	9	1.927	2.519	-0.010	3.863		-3.011	6.864
N-S-hPCond	Original	9	3.821	3.868	0.848	6.795	*	-3.760	11.403
N-tGoS-hPCond	Original	9	0.135	1.024	-0.652	0.922		-1.872	2.141
N-tGo-Ar	Original	9	0.418	0.661	-0.090	0.926		-0.878	1.713
Islo-Aplo zu N-A	Original	9	1.139	2.638	-0.889	3.167		-4.031	6.309
Islo-Aplo zu Islu-Aplu	Original	9	-2.916	4.319	-6.236	0.404		-11.381	5.549
Islo-Aplo zu S-N	Original	9	1.006	2.513	-0.925	2.938		-3.919	5.932
Po-Or zu S-N	Original	9	0.528	1.358	-0.516	1.573		-2.134	3.191
Po-Or zu Spa-Spp	Original	9	-1.926	1.970	-3.440	-0.412	*	-5.787	1.935
S-Ar-tGo	Original	9	-3.305	2.601	-5.304	-1.306	*	-8.402	1.792
S-N-A	Original	9	-0.132	1.149	-1.014	0.751		-2.383	2.119
S-N zu vPOcP-hPOcP	Original	9	-0.117	2.004	-1.657	1.423		-4.044	3.810
S-N-B	Original	9	-0.308	1.108	-1.159	0.543		-2.479	1.863
S-N-Pog	Original	9	-0.219	1.251	-1.180	0.743		-2.670	2.233
S-hPCond-tGoS	Original	9	-3.027	2.849	-5.217	-0.837	*	-8.611	2.557
Islu-Aplu zu Gn-tGoS	Original	9	0.816	3.217	-1.656	3.289		-5.488	7.121
Islu-Aplu zu N-B	Original	9	1.154	3.286	-1.371	3.680		-5.285	7.594
hPCond-tGoS-Gn	Original	9	0.297	1.056	-0.515	1.108		-1.773	2.367

N: Anzahl, KI: Konfidenzintervall, Abw.: systematische Abweichung, *: Nachweis einer signifikanten systematischen Abweichung, Original: Analyse der Originalwerte, ohne E: Analyse ohne Extremwerte
Tabelle 20: Ergebnisse des Methodenvergleichs für Winkel.

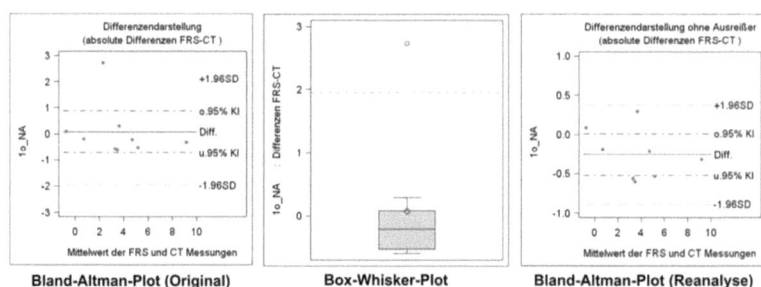

Abbildung 19: Gegenüberstellung der Differenzendarstellungen und des Box-Whisker-Plots für die Strecke *Is1o* zu *N-A*.
links: Es wurde eine systematische Abweichung von 0.077 mm nachgewiesen, die sich jedoch nicht signifikant von null unterscheidet, da das Konfidenzintervall die null einschließt.
Mitte: Mittels Box-Whisker-Plot ließ sich ein Extremwert feststellen.
rechts: Nach Reanalyse ohne Extremwert wurde eine systematische Abweichung von -0.255 mm ermittelt. Auch in diesem Fall unterscheidet sich die Abweichung nicht signifikant von null.

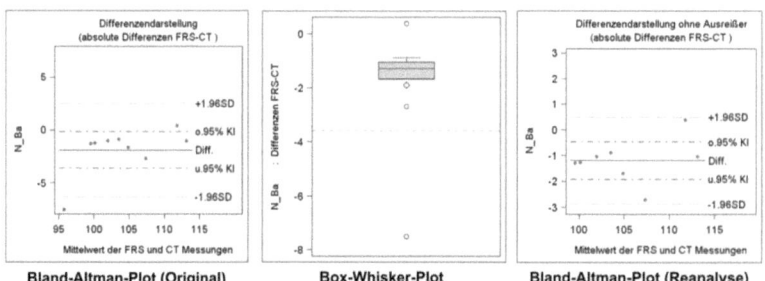

Abbildung 20: Gegenüberstellung der Differenzendarstellungen und des Box-Whisker-Plots für die Strecke *N-Ba*.
links: Es wurde eine systematische Abweichung von -1.893 mm nachgewiesen, die sich signifikant von null unterscheidet, da null vom Konfidenzintervall nicht eingeschlossen wird.
Mitte: Mittels Box-Whisker-Plot ließen sich Extremwerte feststellen.
rechts: Nach Reanalyse ohne Extremwerte wurde eine systematische Abweichung von -1.191 mm ermittelt, die ebenfalls auf eine signifikante systematische Abweichung hindeutet.

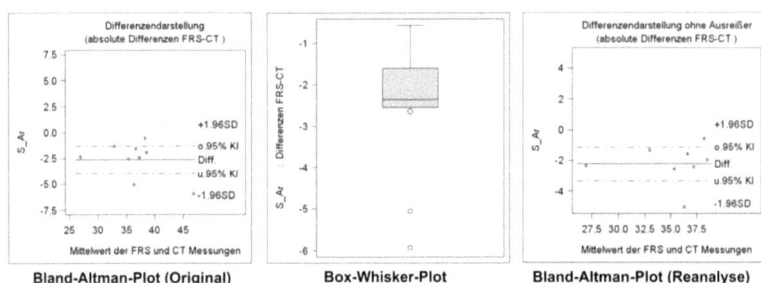

Abbildung 21: Gegenüberstellung der Differenzendarstellungen und des Box-Whisker-Plots für die Strecke S-Ar.
links: Es wurde eine systematische Abweichung von -2.642 mm nachgewiesen, die sich signifikant von null unterscheidet, da null vom Konfidenzintervall nicht eingeschlossen wird.
Mitte: Mittels Box-Whisker-Plot ließen sich Extremwerte feststellen.
rechts: Nach Reanalyse ohne Extremwerte wurde eine systematische Abweichung von -2.230 mm ermittelt, die ebenfalls auf eine signifikante systematische Abweichung hindeutet.

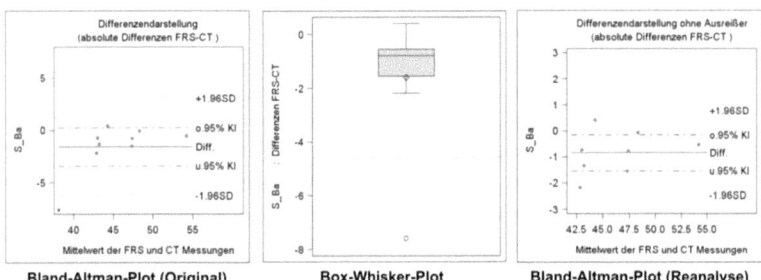

Abbildung 22: Gegenüberstellung der Differenzendarstellungen und des Box-Whisker-Plots für die Strecke S-Ba.
links: Es wurde eine systematische Abweichung von -1.595 mm nachgewiesen, die sich jedoch nicht signifikant von null unterscheidet, da das Konfidenzintervall die null einschließt.
Mitte: Mittels Box-Whisker-Plot ließ sich ein Extremwert feststellen.
rechts: Nach Reanalyse ohne Extremwerte wurde eine systematische Abweichung von -0.847 mm ermittelt, die auf eine signifikante systematische Abweichung hindeutet, da null jetzt nicht mehr vom Konfidenzintervall eingeschlossen wird.

ERGEBNISSE

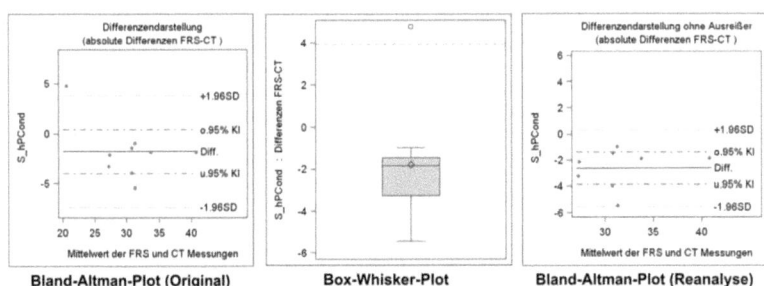

Abbildung 23: Gegenüberstellung der Differenzendarstellungen und des Box-Whisker-Plots für die Strecke S-hPCond.
links: Es wurde eine systematische Abweichung von -1.797 mm nachgewiesen, die sich jedoch nicht signifikant von null unterscheidet, da das Konfidenzintervall die null einschließt.
Mitte: Mittels Box-Whisker-Plot ließ sich ein Extremwert feststellen.
rechts: Nach Reanalyse ohne Extremwerte wurde eine systematische Abweichung von -2.621 mm ermittelt, die auf eine signifikante systematische Abweichung hindeutet, da null jetzt nicht mehr vom Konfidenzintervall eingeschlossen wird.

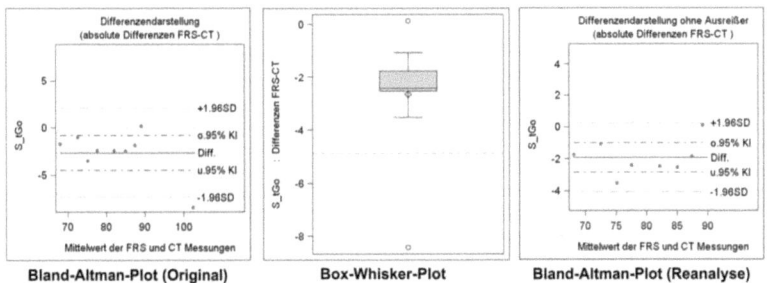

Abbildung 24: Gegenüberstellung der Differenzendarstellungen und des Box-Whisker-Plots für die Strecke S-tGo.
links: Es wurde eine systematische Abweichung von -2.652 mm nachgewiesen, die sich signifikant von null unterscheidet, da null vom Konfidenzintervall nicht eingeschlossen wird.
Mitte: Mittels Box-Whisker-Plot ließen sich Extremwerte feststellen.
rechts: Nach Reanalyse ohne Extremwerte wurde eine systematische Abweichung von -1.931 mm ermittelt, die ebenfalls auf eine signifikante systematische Abweichung hindeutet.

ERGEBNISSE

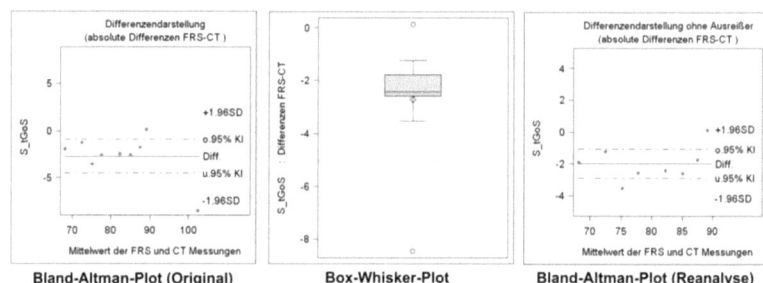

Abbildung 25: Gegenüberstellung der Differenzendarstellungen und des Box-Whisker-Plots für die Strecke *S-tGoS*.
links: Es wurde eine systematische Abweichung von -2.711 mm nachgewiesen, die sich signifikant von null unterscheidet, da null vom Konfidenzintervall nicht eingeschlossen wird.
Mitte: Mittels Box-Whisker-Plot ließen sich Extremwerte feststellen.
rechts: Nach Reanalyse ohne Extremwerte wurde eine systematische Abweichung von -1.994 mm ermittelt, die ebenfalls auf eine signifikante systematische Abweichung hindeutet.

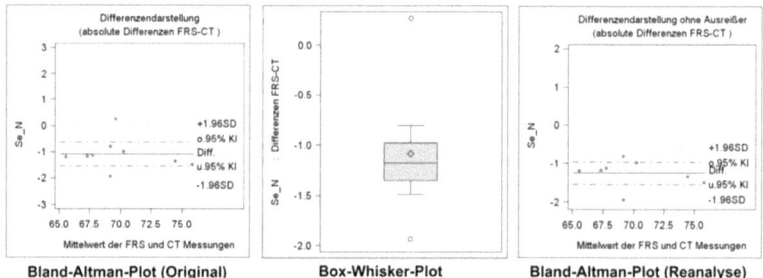

Abbildung 26: Gegenüberstellung der Differenzendarstellungen und des Box-Whisker-Plots für die Strecke *Se-N*.
links: Es wurde eine systematische Abweichung von -1.086 mm nachgewiesen, die sich signifikant von null unterscheidet, da null vom Konfidenzintervall nicht eingeschlossen wird.
Mitte: Mittels Box-Whisker-Plot ließen sich Extremwerte feststellen.
rechts: Nach Reanalyse ohne Extremwerte wurde eine systematische Abweichung von -1.255 mm ermittelt, die ebenfalls auf eine signifikante systematische Abweichung hindeutet.

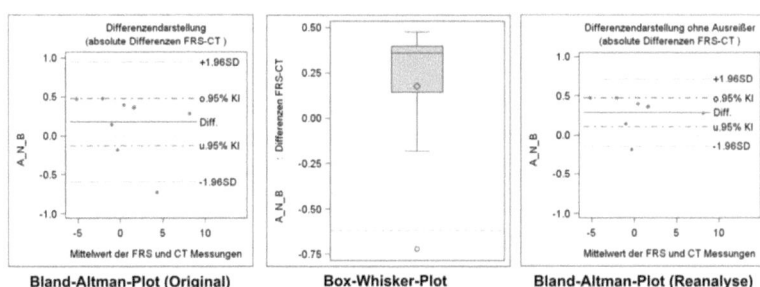

Abbildung 27: Gegenüberstellung der Differenzendarstellungen und des Box-Whisker-Plots für den Winkel A-N-B.
links: Es wurde eine systematische Abweichung von 0.395° nachgewiesen, die sich jedoch nicht signifikant von null unterscheidet, da das Konfidenzintervall die null einschließt.
Mitte: Mittels Box-Whisker-Plot ließ sich ein Extremwert feststellen.
rechts: Nach Reanalyse ohne Extremwerte wurde eine systematische Abweichung von 0.218° ermittelt, die auf eine signifikante systematische Abweichung hindeutet, da null jetzt nicht mehr vom Konfidenzintervall eingeschlossen wird.

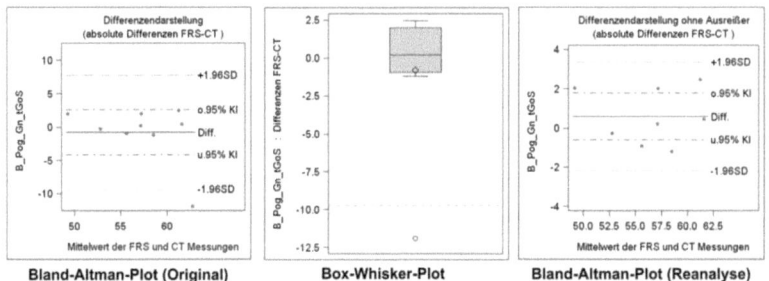

Abbildung 28: Gegenüberstellung der Differenzendarstellungen und des Box-Whisker-Plots für den Winkel *B-Pog zu Gn-tGoS*.
links: Es wurde eine systematische Abweichung von -0.797° nachgewiesen, die sich jedoch nicht signifikant von null unterscheidet, da das Konfidenzintervall die null einschließt.
Mitte: Mittels Box-Whisker-Plot ließ sich ein Extremwert feststellen.
rechts: Nach Reanalyse ohne Extremwert wurde eine systematische Abweichung von 0.593° ermittelt. Auch in diesem Fall unterscheidet sich die Abweichung nicht signifikant von null.

ERGEBNISSE

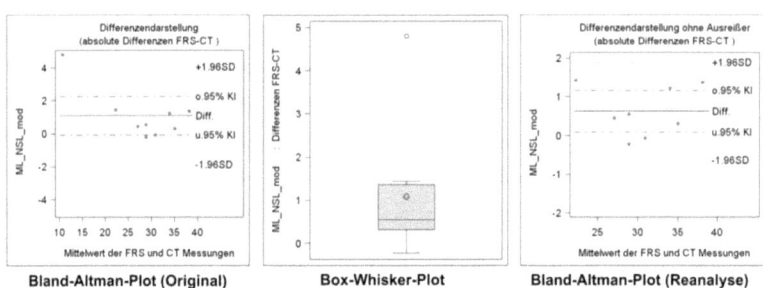

Abbildung 29: Gegenüberstellung der Differenzendarstellungen und des Box-Whisker-Plots für den Winkel *S-N zu Gn-tGoS*.
links: Es wurde eine systematische Abweichung von 1.091° nachgewiesen, die sich jedoch nicht signifikant von null unterscheidet, da das Konfidenzintervall die null einschließt.
Mitte: Mittels Box-Whisker-Plot ließ sich ein Extremwert feststellen.
rechts: Nach Reanalyse ohne Extremwerte wurde eine systematische Abweichung von 0.627° ermittelt, die auf eine signifikante systematische Abweichung hindeutet, da null jetzt nicht mehr vom Konfidenzintervall eingeschlossen wird.

Bei Betrachtung der Standardabweichungen der Differenzen ergab sich für fünf (ohne Extremwerte sieben) der 18 untersuchten Strecken eine Abweichung der Differenz zwischen FRS- und CT-Messung kleiner als 1.00 mm, für sieben (ohne Extremwerte 13) kleiner als 1.50 mm und für 15 (ohne Extremwerte 16) kleiner als 2.50 mm. Die Strecken *Spa-Spp* sowie *vPOK-Spp* zeigten relativ hohe Standardabweichungen (> 3.00 mm). Von insgesamt 27 durchgeführten Winkelmessungen ergab sich eine Differenzen-Standardabweichung kleiner als 1.00° für drei (ohne Extremwerte vier), kleiner als 1.50° für neun (ohne Extremwerte elf) und kleiner als 2.50° für 14 (ohne Extremwerte 15) Winkel. Es resultierten relativ hohe Standardabweichungen (> 3.00°) für die Winkel *B-Pog zu Gn-tGoS*, *CoTg-Sn-Ls*, *Li-Pog' zu N-B*, *N-S-hPCond*, *Islo-Aplo zu Islu-Aplu*, *Islu-Aplu zu Gn-tGoS* und *Islu-Aplu zu N-B*, wobei sich die Standardabweichung des Winkels *B-Pog zu Gn-tGoS* als Konsequenz der Reanalyse von 4.375° auf einen Wert von 1.414° verringerte.

Ziel der Untersuchung war es zudem, systematische Abweichungen zu identifizieren. Diese wurden zunächst so erkannt, dass die Nulllinie vom Konfidenzintervall nicht eingeschlossen wurde. Damit lag eine Abweichung der Differenz von null mit einem Signifikanzniveau p < 0.05 vor. Auf diese Art und Weise wurde für die Strecken *N-Ba*, *N-Gn*, *N-Sp'*, *S-Ar*, *S-tGo*, *S-tGoS*, *Se-N*, *Spa-Spp* und *vPOK-Spp* sowie die Winkel *Ar-tGo-Gn*, *CoTg-Sn-Ls*, *Spa-Spp zu Gn-tGoS*, *N-S-Ar*, *N-S-hPCond*, *Po-Or zu Spa-Spp*, *S-Ar-tGo* und *S-hPCond-tGoS* in der Originalanalyse eine statistisch signifikante

Abweichung beider Messmethoden voneinander nachgewiesen. Die Analyse ohne Extremwerte ließ zusätzlich für die Strecken *S-Ba* und *S-hPCond* sowie die Winkel *A-N-B* und *S-N zu Gn-tGoS* eine statistisch signifikante Abweichung erkennen. Die klinische Bedeutung der ermittelten systematischen Abweichungen ist jedoch begrenzt. Aus praktischer Hinsicht erscheint es wesentlich wichtiger zu beurteilen, inwiefern sich eine Methode anstelle einer anderen einsetzen lässt. Zu diesem Zweck wurde die Äquivalenz der Messungen überprüft. Um festzustellen, ob ein äquivalentes Verhältnis vorliegt, wurden je Messgröße auf Grundlage der in OnyxCeph® angegebenen Normbereichsintervalle Grenzen festgelegt, innerhalb derer systematische Abweichungen zulässig waren. Lag das Konfidenzintervall vollständig innerhalb dieses Bereiches, so war der statistische Nachweis der Äquivalenz gelungen (Signifikanzniveau $p < 0.05$).

In den Tabellen 21 und 22 sind obere und untere Konfidenzgrenze sowie Äquivalenzgrenzen in Form geltender Toleranzintervalle für Strecken- und Winkelmessungen angegeben. Die Strecken *N-Ba*, *N-Sp'*, *Po-Or*, *S-Ba*, *Sp'-Gn*, *Spa-Spp*, *vPOK-Spp* und *vPUKS-tGoS* wurden nicht berücksichtigt, da für diese Messungen keine allgemein gültigen Toleranzgrenzen vorlagen. Unter Annahme eines hypothetischen Äquivalenzintervalls von ± 2.5 mm würden sich jedoch auf Grundlage der Ergebnisse der Reanalyse für *N-Ba*, *N-Sp'*, *Po-Or*, *S-Ba*, *Sp'-Gn* und *vPUKS-tGoS* die Anforderungen für Äquivalenz erfüllen lassen. Lediglich die Strecken *Spa-Spp* und *vPOK-Spp* wiesen jeweils eine deutlich erhöhte Konfidenzgrenze (-7.454 bzw. -5.993 mm) auf.

ERGEBNISSE

Strecke	Analyse	untere Grenze des 95% KI	obere Grenze des 95 % KI	Äquivalenzgrenzen	Äquivalenz
Islo zu N-A	Original	-0.723	0.877	± 2	*
	ohne E	-0.524	0.014		
Islu zu N-B	Original	-0.152	1.142	± 2	*
N-Gn	Original	-2.279	-1.184	± ~ 5	*
Po-N	Original	-2.951	0.629	± ~ 3	*
Pog zu N-B	Original	-0.231	0.666	± 2	*
S-Ar	Original	-3.983	-1.301	± 3	
	ohne E	-3.330	-1.130		
S-hPCond	Original	-3.980	0.386	± ~ 3	
	ohne E	-3.872	-1.369		
S-tGo	Original	-4.495	-0.810	± ~ 4	
	ohne E	-2.850	-1.011		*
S-tGoS	Original	-4.545	-0.878	± ~ 4	
	ohne E	-2.911	-1.076		*
Se-N	Original	-1.548	-0.624	± ~ 3	*
	ohne E	-1.543	-0.967		

KI: Konfidenzintervall, Original: Analyse der Originalwerte, ohne E: Analyse ohne Extremwerte, *: Äquivalenznachweis
Tabelle 21: Gegenüberstellung von Konfidenzgrenzen und Äquivalenzgrenzen entsprechender Streckenmessungen (Einheit mm).

ERGEBNISSE

Winkel	Analyse	untere Grenze des 95% KI	obere Grenze des 95% KI	Äquivalenz-grenzen	Äqui-valenz
A-N-B	Original	-0.127	0.479	± 2	*
	ohne E	0.106	0.471		
Ar-tGo-Gn	Original	0.293	0.995	± 10	*
B-Pog zu Gn-tGoS	Original	-4.161	2.566	± 5	*
	ohne E	-0.589	1.775		
CoTg-Sn-Ls	Original	-15.290	-5.044	± ~ 20	*
Li-Pog' zu N-B	Original	-1.997	3.689	± ~ 10	*
Spa-Spp zu Gn-tGoS	Original	1.040	3.939	± 3	
S-N zu Gn-tGoS	Original	-0.074	2.257	± 6	*
	ohne E	0.090	1.165		
S-N zu Spa-Spp	Original	-3.235	0.439	± 3	
N-S-Ar	Original	1.510	5.985	± 5	
N-S-Ba	Original	-0.010	3.863	± 6	*
N-S-hPCond	Original	0.848	6.795	± 5	
N-tGoS-hPCond	Original	-0.652	0.922	± 1.5	*
N-tGo-Ar	Original	-0.090	0.926	± 1.5	*
Islo-Aplo zu N-A	Original	-0.889	3.167	± 3	
Islo-Aplo zu Islu-Aplu	Original	-6.236	0.404	± 6	
Islo-Aplo zu S-N	Original	-0.925	2.938	± ~ 3	*
Po-Or zu S-N	Original	-0.516	1.573	± 3	*
Po-Or zu Spa-Spp	Original	-3.440	-0.412	± 3.5	*
S-Ar-tGo	Original	-5.304	-1.306	± 3	
S-N-A	Original	-1.014	0.751	± 3	*
S-N zu vPOcP-hPOcP	Original	-1.657	1.423	± 4	*
S-N-B	Original	-1.159	0.543	± 3	*
S-N-Pog	Original	-1.180	0.743	± 3	
S-hPCond-tGoS	Original	-5.217	-0.837	± 3	
Islu-Aplu zu Gn-tGoS	Original	-1.656	3.289	± ~ 3	
Islu-Aplu zu N-B	Original	-1.371	3.680	± 3	
hPCond-tGoS-Gn	Original	-0.515	1.108	± 10	*

KI: Konfidenzintervall,   Original: Analyse der Originalwerte, ohne E: Analyse ohne Extremwerte,
*: Äquivalenznachweis
Tabelle 22: Gegenüberstellung von Konfidenzgrenzen und Äquivalenzgrenzen entsprechender Winkelmessungen (Einheit °).

Insgesamt konnten auf Grundlage der Originalauswertung sechs der zehn betrachteten Strecken das Kriterium der Äquivalenz erfüllen. Dabei handelt es sich um die Strecken *Islo zu N-A, Islu zu N-B, N-Gn, Po-N, Pog zu N-B* und *Se-N*. Durch die Reanalyse ohne Extremwerte wurden zudem die Messungen von *S-tGo* und *S-tGoS* als äquivalent eingestuft. Im Fall der als nicht äquivalent zu bewertenden Strecken lag eine Grenze des Konfidenzintervalls innerhalb, die andere weniger als 1.0 mm über der jeweils geforderten Äquivalenzgrenze. Für 17 von 27 Winkelmessungen ließ sich Äquivalenz nachweisen, Extremwerte hatten auf dieses Ergebnis keinen Einfluss. Die vier nichtäquivalenten Winkelmessungen *S-N zu Spa-Spp*, *Is1o-Ap1o zu N-A*, *Is1o-Ap1o zu Is1u-Ap1u* und *Is1u-Ap1u zu Gn-tGoS* lagen mit weniger als 0.3° nur knapp über einer der beiden Äquivalenzgrenzen. Eine Überschreitung der Äquivalenzgrenzen geringer als 1.0° zeigten die Winkel *Spa-Spp zu Gn-tGoS*, *N-S-Ar* sowie *Is1u-Ap1u zu N-B*, lediglich die unteren Konfidenzintervalle der Winkel *S-Ar-tGo* sowie *S-hPCond-tGoS* überstiegen die festgelegten Grenzen um mehr als 2.0°.

Die Betrachtung von Messungen, die *Articulare* als Referenzpunkt beinhalten, sollte nicht isoliert, sondern in Beziehung zu den entsprechenden Messungen mit *hPCond* umgesetzt werden. Dementsprechend ließ sich bei allen Messungen mit *Ar* eine geringere Standardabweichung des Unterschieds feststellen als bei analog durchgeführten Messungen mit *hPCond*. Die Gegenüberstellung der Konfidenzintervalle ergab geringere Werte für Strecken- und Winkelmessungen, die *Articulare* als Referenzpunkt enthielten. Für die Strecke *S-Ar* wurde sowohl in der Original- als auch in der Reanalyse eine systematische Abweichung erkannt, für *S-hPCond* wurde nur in der Reanalyse eine systematische Abweichung verzeichnet. Zudem ließen sich für die Winkel *Ar-tGo-Gn*, *N-S-Ar* und *N-S-hPCond* sowie *S-Ar-tGo* und *S-hPCond-tGoS* systematische Abweichungen feststellen. In Bezug auf Äquivalenzen konnten zwischen Messungen mit *Ar* und *hPCond* keine Unterschiede ermittelt werden.

7. DISKUSSION

Die hohe Reproduzierbarkeit, Genauigkeit sowie Validität dreidimensionaler CT-Messungen wurde bereits in zahlreichen Studien nachgewiesen (BADAWI-FAYAD und CABANIS [3], CAVALCANTI und VANNIER [17], CAVALCANTI, HALLER und VANNIER [18], CAVALCANTI, ROCHA und VANNIER [19], HILDEBOLT, VANNIER [40], JUNG, KIM, KIM, HONG, JEONG, KIM, KIM, YOO und YOO [51], KIM, KIM, JUNG, JEONG, HONG und KIM [53], KITAURA, YONETSU, KITAMORI, KOBAYASHI und NAKAMURA [54], LIU, WANG, LIU, DONG, KE und YU [62], LO, LIN, WONG, LU und CHEN [63], LOPES, MOREIRA, PERRELLA, ANTUNES und CAVALCANTI [64], MATTESON, BECHTOLD [69], NAGASHIMA, INOUE, SASAKI, MIYASAKA, MATSUMURA und KODAMA [78], OLSZEWSKI, TANESY, COSNARD, ZECH und REYCHLER [80], OLSZEWSKI, ZECH, COSNARD, NICOLAS, MACQ und REYCHLER [81], PARK, YU, KIM, LEE und BAIK [83], RICHTSMEIER, PAIK, ELFERT, COLE und DAHLMAN [85], SWENNEN, SCHUTYSER [101]). Diese Attribute sind besonders für Disziplinen wie die Anthropometrie, die plastische und rekonstruktive Chirurgie, die Neurochirurgie, die Mund-Kiefer-Gesichtschirurgie und für forensische Wissenschaften relevant. Initiiert durch Ergebnisse, die ihnen die 3D-CT-Kephalometrie lieferte, prognostizierten einige Autoren, dass die konventionelle Kephalometrie in Zukunft durch das 3D-Verfahren ersetzt werden könnte (KATSUMATA, FUJISHITA [52], KITAURA, YONETSU [54], MAEDA, KATSUMATA, ARIJI, MURAMATSU, YOSHIDA, GOTO, KURITA und ARIJI [65]).

War die dreidimensionale Diagnostik bis vor gut einer Dekade noch an hochperformante Workstations gebunden, wie sie nur in radiologischen Zentren beziehungsweise in Universitätskliniken anzutreffen waren, sind 3D-Darstellung und -Analyse heutzutage auf einem handelsüblichen PC in Echtzeit realisierbar (FUHRMANN, FEIFEL [32], JUNG, KIM [51]). Damit ist die dreidimensionale Diagnostik im Prinzip für jeden zugänglich.

7.1. Reproduzierbarkeit der Referenzpunkte

Als wesentlichster zufälliger Fehler wird in der Kephalometrie die Bezugspunktidentifikation angesehen (BAUMRIND und FRANTZ [5], BAUMRIND und FRANTZ [6], COHEN [24], HOUSTON, MAHER [47], MIDTGÅRD, BJÖRK [70], RICHARDSON [84], SAVARA, TRACY [90]), wobei im FRS eine schlechte Auflösung des Röntgenbildes durch Unschärfe oder Kontrastmangel, Abweichungen bei der Positionierung des Patienten im Kephalostaten oder allgemein die Verhältnisse, unter denen die Analyse durchgeführt wurde, die Sorgfalt bei der Auswertung, die Qualifikation des Untersuchers sowie die Rigidität der Definition eines Bezugspunktes Einflussfaktoren darstellen (COHEN [24], HOUSTON [46], JONAS [50], MIETHKE [71], RICHARDSON [84], SAVARA, TRACY [90], SEGNER und HASUND [95]). Kephalometrische Referenzpunkte weisen jeweils eine charakteristische vertikale und horizontale Streuung auf und unterscheiden sich bezüglich ihrer Reproduzierbarkeit beziehungsweise Reliabilität (BAUMRIND und FRANTZ [5], COHEN [24], HÄGG, COOKE, CHAN, TNG und LAU [38], HILLESUND, FJELD und ZACHRISSON [41], MIETHKE [71], RICHARDSON [84], SCHMUTH [91], SCHMUTH und ALTUNA [93], STABRUN und DANIELSEN [96]). Dies trifft analog für Punkte in volumenbasierten 3D-CT-Rekonstruktionen zu (TITIZ, LAUBINGER [104]). Die vorliegende Studie konnte der aus Spiral-CT-Daten erzeugten volumenbasierten dreidimensionalen Darstellung bezüglich der Referenzpunktreproduzierbarkeit sehr gute Eigenschaften nachweisen. So kann das Ergebnis der Untersuchungen von Chien et al. (CHIEN, PARKS, ERASO, HARTSFIELD, ROBERTS und OFNER [21]), die die Referenzpunktidentifikation von FRS und DVT gegenüberstellten und herausfanden, dass das DVT diesbezüglich insgesamt eine höhere Reliabilität aufweist, im Großen und Ganzen auf das CT übertragen werden. Referenzpunkte wie beispielsweise *A*, *B*, *Pog* oder *Pog'* machen deutlich, dass – vergleichbar dem FRS – auch die Streuung im CT den anatomisch-morphologischen Gegebenheiten unterliegt (MIETHKE [71], STABRUN und DANIELSEN [96]). Im FRS gehen Referenzpunkte, die sich an anatomischen Grenzen befinden, in der Regel mit einer geringeren Fehlerstreuung einher als Punkte, die an Strukturen lokalisiert werden müssen, die durch den Verlauf in einer Hauptrichtung gekennzeichnet sind oder die am fließenden Übergang einer Struktur in eine andere erkannt werden müssen (BAUMRIND und FRANTZ [5],

HÄGG, COOKE [38], MIETHKE [71], STABRUN und DANIELSEN [96]). Manche Punkte besitzen in einer Richtung eine hohe Zuverlässigkeit, in der anderen jedoch nur eine geringe (RICHARDSON [84]). Die genannten Aspekte lassen sich auf die Referenzpunktreproduzierbarkeit im CT übertragen. Während jedoch im FRS manche Punkte, die innerhalb einer Knochenstruktur liegen, bedingt durch die Überlagerung anatomischer Details und die resultierende kontrastärmere Darstellung schwerer zu lokalisieren sind (MIDTGÅRD, BJÖRK [70], MIETHKE [71]), lässt sich im dreidimensionalen CT stets eine uneingeschränkte Sicht zur Identifikation eines Bezugspunktes erreichen. Dies erklärt die unterschiedliche Reproduzierbarkeit von Bezugspunkten wie zum Beispiel *Se*, *Spp*, *Ba* oder *hPCond*. Insbesondere für Punkte, die im FRS von benachbarten Strukturen so stark überlagert werden, dass kaum noch ein eindeutiger Hinweis auf deren Lokalisation vorliegt, hängt die Genauigkeit ihrer Identifikation eng mit der Erfahrung des Untersuchers und dessen röntgenanatomischen Kenntnissen zusammen (BAUMRIND und FRANTZ [5], COHEN [24], HOUSTON, MAHER [47], JONAS [50]). Im Umkehrschluss lassen sich im Dreidimensionalen dank der zumeist gewährleisteten direkten plastischen Darstellung der gefragten Strukturen mutmaßlich auch vom relativ ungeübten Untersucher vergleichsweise präzise Ergebnisse erzielen (GAIA, PERELLA, DE CARA, ANTUNES und CAVALCANTI [33], HILDEBOLT, VANNIER [40]).

Während mit dem Röntgenverfahren assoziierte Probleme wie beispielsweise die Abbildungsvergrößerung oder Strukturüberlagerung im CT keine Rolle spielen, sollten andere Parameter beziehungsweise Faktoren bedacht werden. So haben beispielsweise die Einstellung des Fensters, die räumliche Auflösung, Partialvolumeneffekte oder Artefakte bis zu einem gewissen Ausmaß einen Einfluss auf die Qualität beziehungsweise Genauigkeit von CT-Bildern und entsprechenden 3D-Rekonstruktionen (WAITZMAN, POSNICK, ARMSTRONG und PRON [109]). So erscheint der Einfluss von Metallartefakten bedingt durch metallische Füllungen im Molarenbereich als Erklärung für die vergleichsweise höhere horizontale Streuung von *hPOcP* im CT plausibel. Swennen et al. empfahlen diesbezüglich, die Okklusionsebene bei der Akquisition einer CT-Aufnahme möglichst parallel zur Axialschicht auszurichten, um die Anzahl der Schichten zu reduzieren, die durch Streifenartefakte, verursacht durch radioopake Zahnrestaurationen (z. B. Amalgam), negativ beeinflusst werden (SWENNEN und SCHUTYSER [100]). Dieses Vorgehen gilt an der Universität Erlangen als Standardverfahren bei der Akquisition von CT-Aufnahmen des Kopfes.

Die Erklärung für die vergleichsweise geringere Reproduzierbarkeit der Punkte *Spa*, *Sn* oder *Pog'* muss an anderer Stelle gesucht werden. Die gegenüber dem FRS etwa um das Dreifache erhöhte Standardabweichung von *Spa* in der Horizontalen lässt sich vermutlich durch die dreidimensionale Definition des Punktes als „*Mitte der knöchernen Spina nasalis anterior*" und durch die Identifikation im CT von frontal sowie kaudal erklären. Da die knöcherne Nasenspitze eine individuell unterschiedlich stark ausgeprägte transversale Dimension besitzt, scheint mit der Lokalisierung des von frontal gesehen mittig gelegenen Punktes bedingt durch die spitz zulaufende Gestalt der *Spina nasalis anterior* bei nur geringer Abweichung in der Transversalen ein vergleichsweise hoher Fehler in anteroposteriorer Richtung verbunden zu sein. Vermutlich lässt sich eine höhere Reproduzierbarkeit erreichen, wenn dieser Punkt auch im CT strikt als anteriorster Punkt identifiziert wird.

Die Ursache der um ein vielfaches höheren Standardabweichungen der Weichteilpunkte *Subnasale* und *Weichteilpogonion* lässt sich darin vermuten, dass die Identifikation der Punkte im CT zunächst aus der standardisierten Ansicht von rechts durchgeführt wurde, die Position jedoch von anterior in die Mitte der jeweiligen Struktur nachkorrigiert wurde.

In mancher Hinsicht ist es folglich durchaus sinnvoll, der Empfehlung von Fuhrmann et al. zu folgen und die Referenzpunkte für die dreidimensionale Diagnostik noch genauer zu systematisieren (FUHRMANN, FEIFEL [32]).

Die Ergebnisse der CT-Auswertung ließen einige Ausreißer erkennen, deren Ursachen nicht eindeutig zu klären waren. Es kann davon ausgegangen werden, dass diese im Wesentlichen auf Bezugspunktidentifikationsfehlern beruhen, da während der Durchführung der dreidimensionalen Analyse einige Referenzpunkte darstellungsbedingt zunächst an falscher Stelle zu liegen kamen. Dieses Problem stellte sich insbesondere dann dar, wenn Referenzpunkte an der Grenze oder Kontur einer Struktur lokalisiert werden mussten, in deren unmittelbarer Umgebung in der dreidimensional gerenderten Darstellung eine andere – räumlich getrennte – Struktur abgebildet war. Obwohl der Untersucher während der Auswertung darum bemüht war, solche Identifikationsfehler zu vermeiden und bei Auftreten zu korrigieren, ist anzunehmen, dass einige Referenzpunkte dennoch unbemerkt an falscher Stelle belassen wurden und die Messergebnisse dementsprechend negativ beeinflussten.

7.2. Reliabilität der Messmethoden

Grundsätzlich muss zwischen Validität und Reliabilität von Messmethoden unterschieden werden. Während die Validität sich auf die Näherung des Messwerts an den tatsächlichen physikalischen Wert bezieht, also eine Aussage über das Ausmaß trifft, zu dem ein Messwert – unter Abwesenheit von Messfehlern – ein entsprechendes Merkmal tatsächlich repräsentiert, verweist die Reliabilität darauf, mit welcher Präzision eine Messung wiederholt (= reproduziert) werden kann (HOUSTON [46], SAVARA, TRACY [90]). Die Validität lässt sich überprüfen, indem Röntgenbild- beziehungsweise CT-Auswertungen mit direkten Messungen am entsprechenden Schädel verglichen werden, wohingegen die Reliabilität durch wiederholte Messungen am gleichen Röntgenbild ermittelt werden kann (SAVARA, TRACY [90]). Da in der vorliegenden Studie Aufnahmen von Patienten vermessen wurden, war es nicht möglich, die tatsächlichen Werte durch direkte physikalische Messungen zu ermitteln. In dem vorgegebenen Rahmen kann demzufolge keine Aussage über die Validität getroffen werden, lediglich die Reliabilität lässt sich beurteilen. Rückschlüsse auf die Validität des Computertomogramms lassen jedoch bereits eine Vielzahl an Publikationen zu (BADAWI-FAYAD und CABANIS [3], CAVALCANTI und VANNIER [17], CAVALCANTI, HALLER [18], CAVALCANTI, ROCHA [19], HILDEBOLT, VANNIER [40], JUNG, KIM [51], KITAURA, YONETSU [54], LIU, WANG [62], LO, LIN [63], MATTESON, BECHTOLD [69], NAGASHIMA, INOUE [78], OLSZEWSKI, ZECH [81], RICHTSMEIER, PAIK [85], TOGASHI, KITAURA [105], TYNDALL, RENNER, PHILLIPS und MATTESON [106], WAITZMAN, POSNICK, ARMSTRONG und PRON [108], WILLIAMS und RICHTSMEIER [110]). Ferner wurde auf die Untersuchung des Interuntersucherfehlers verzichtet, da in einer aktuellen Studie von Titiz et al. für die dreidimensionale Messpunktbestimmung auf Grundlage volumenbasierter CT-Rekonstruktionen nachgewiesen werden konnte, dass Intra- und Interuntersucherfehler in der gleichen Größenordnung liegen (TITIZ, LAUBINGER [104]).

Für kephalometrische Strecken- und Winkelmessungen sind das Fehlerausmaß und die charakteristische Streuung der zugrundeliegenden Punkte von elementarer Bedeutung. Der Fehler einer Strecke beziehungsweise eines Winkels ist dementsprechend geringer, wenn die Liniensegmente die entsprechenden Fehlerwolken der Referenzpunkte an ihren kürzeren Seiten schneiden (BAUMRIND und FRANTZ [6]) beziehungsweise wenn die Messungen möglichst im rechten Winkel zur Ebene des größten Fehlers durchgeführt werden (COHEN [24]). Daher wirkt sich die Berücksichtigung der horizontalen und vertikalen Fehlerstreuung bei der Ausarbeitung einer Analyse positiv auf deren Aussagekraft aus (MAJOR, JOHNSON, HESSE und GLOVER [66], MIETHKE [71], RICHARDSON [84], STABRUN und DANIELSEN [96]). Major et al. gaben zudem die Empfehlung, Bezugspunkte mit einem Identifikationsfehler größer als 1.5 mm zu vermeiden und bewerteten Bezugspunkte mit einem Identifikationsfehler größer als 2.5 mm generell als ungeeignet (MAJOR, JOHNSON [66]). Bezogen auf die Ergebnisse der vorliegenden Studie lässt sich feststellen, dass mit Ausnahme der Standardabweichung von *B* und *T1* in der Vertikalen im FRS (Standardabweichung von 1.52 beziehungsweise 1.62 mm) sowie von *hPOcP* in der Horizontalen im CT (Standardabweichung von 1.60 mm unter Einbeziehung erkannter Ausreißer[10]) alle Referenzpunkte diesen Anforderungen gerecht werden. Größtenteils lag der Fehler der verwendeten Messpunkten sogar deutlich unter der von Major et al. vorgeschlagenen Schwelle.

Die vorliegende Studie förderte im Reliabilitätsvergleich beider Methoden mittels Varianzanalyse teilweise deutliche Unterschiede zu Tage. So ließ sich für die CT-Messung verglichen mit dem FRS für lediglich zwei der 18 durchgeführten Streckenmessungen und für neun (beziehungsweise sieben ohne Ausreißer) von 27 Winkelmessungen eine höhere intraserielle Standardabweichung nachweisen. Quotientenauswertung und F-Test ergaben (unter Beachtung der multiplen Teststellung mit einem p-Wert < 0.005) für die Hälfte der Streckenmessung und ohne Einfluss detektierter Ausreißer für ein Drittel der Winkelmessungen signifikante Unterschiede zwischen beiden Messmethoden. Lediglich für eine Messung (Li-Pog' zu N-B) ergab sich im FRS gegenüber dem CT eine signifikant höhere Reproduzierbarkeit. Diese Ergebnisse machen die hohe Präzision von Messungen im CT gegenüber Messungen im FRS deutlich. Das Ausmaß der Präzision der computertomographischen Auswertung lässt sich weiter dadurch verdeutlichen, dass 11 von 18 gemessenen Strecken im CT eine geringere intraserielle Standardabweichung als 0.3 mm bei einer maximalen Abweichung von 1.062 mm (*Spa-Spp*) zeigten. Im Vergleich hatten nur zwei FRS-Strecken eine Abweichung kleiner als 0.3 mm, wobei die maximale Abweichung mit

---

[10] Standardabweichung von *hPOcP* in der Horizontalen im CT ohne Ausreißer: 1.14 mm

einem Wert von 1.449 mm (*Spa-Spp*) ebenfalls gering war. Für Winkel wurde bei sechs Messungen im CT eine intraserielle Standardabweichung kleiner als 0.3° ermittelt, während sieben Messungen (sechs ohne Ausreißer) eine Abweichung größer als 1.0° aufzuweisen hatten. Im FRS konnte für keine Winkelmessung eine kleinere Standardabweichung als 0.3° festgestellt werden, wobei 11 Werte eine Abweichung größer als 1.0° aufzuweisen hatten. Maximale, in der Größenordnung vergleichbare Abweichungen wurden für beide Modalitäten für den Winkel *CoTg-Sn-Ls* mit 2.922° für CT und 3.180° für FRS festgestellt.

Die Beobachtung, die Baumrind und Frantz in ihren Untersuchungen machten, dass die Variabilität für Winkelmessungen generell größer ist als für Streckenmessungen, kann durch die vorliegenden Ergebnisse insgesamt belegt werden (BAUMRIND und FRANTZ [6]). Diese Tatsache kann dadurch erklärt werden, dass zur Bestimmung eines Winkels mindestens drei Referenzpunkte erforderlich sind, deren Streuung sich jeweils mehr oder weniger auf die Präzision auswirkt.

7.3. Übereinstimmung der Messmethoden

Um beurteilen zu können, inwiefern die in Fernröntgenseitenaufnahme und Computertomogramm durchgeführten Messungen übereinstimmen, wurden Bland-Altman-Differenzbestimmungen und Regressionsanalysen durchgeführt. Es zeigte sich, dass die Aussagekraft der Differenzenplots (unter Zuhilfenahme von Box-Whisker-Plots zur Identifikation von Extremwerten) in der vorliegenden Studie ausreichend war, um systematische Abweichungen beurteilen zu können. Daher mussten die Ergebnisse der Regressionsanalyse nicht genauer betrachtet werden.

Die vorgestellte CT-Methode hat gegenüber der Erzeugung und Auswertung eines virtuellen Fernröntgenseitenbildes den Vorteil, dass zunächst eine dreidimensionale Auswertung erfolgt, die später auf eine zweidimensionale Analyse zurückgeführt wird. Somit kann bei Bedarf auch auf die dreidimensionalen Daten zurückgegriffen werden. In der Analysevorlage für die volumenbasierte CT-Software VoXim® wurde zudem eine Funktion implementiert, bei der dreidimensional gesetzte Punkte auf die Mediansagittalebene gespiegelt werden, ohne zwischen den Referenzpunkten linker und rechter Seite zu interpolieren. Auf diese Art und Weise bleibt ein wichtiger Anteil der dreidimensionalen Information erhalten, um beispielsweise bezüglich Asymmetrien eine Aussage treffen können, wobei die Werte innerhalb festgelegter Normbereiche interpretiert und von linker und rechter Gesichtshälfte verglichen werden können.

Greiner et al. erzeugten aus dreidimensionalen CT-Darstellungen seitliche Fernröntgenaufnahmen, auch „virtuelle Kephalogramme" (SWENNEN, SCHUTYSER und HAUSAMEN [102]) genannt (GREINER, GREINER und HIRSCHFELDER [36]). Für 61 untersuchte kephalometrische Referenzpunkte konnten sie keine signifikanten Unterschiede der Bezugspunktstreuungen zwischen beiden Bildgebungsmethoden feststellen. Jedoch lässt dieses Ergebnis nicht unbedingt darauf schließen, dass auf Grundlage dieser beiden Bildarten ausgerichtete Messungen ein hohes Maß an Übereinstimmung zeigen müssen. Unter diesem Aspekt erscheinen die Untersuchungen von Chidiac et al. von Bedeutung, die für Winkelmessungen keine signifikanten Unterschiede zwischen konventionellen Röntgenbildern und CT-Scoutviews feststellen konnten, während Streckenmessungen aufgrund der verschiedenen Röntgengeometrie beider Modalitäten und der daraus resultierenden Vergrößerungsunterschiede voneinander abwichen (CHIDIAC, SHOFER, AL-KUTOUB, LASTER und GHAFARI [20]). Der Vergleich der Genauigkeit zwischen Messungen an konventionellen digitalen Röntgenbildern und an DVT-generierten lateralen Kephalogrammen war der Inhalt einer Studie von Moshiri et al. (MOSHIRI, SCARFE, HILGERS, SCHEETZ, SILVEIRA und FARMAN [75]). Diese ergab, dass die Zuverlässigkeit von Messungen, die an konventionellen Röntgenbildern durchgeführt wurde, signifikant geringer war als Messungen an DVT-generierten Bildern. Weitere Studien stellten ebenfalls fest, dass aus DVT-Daten erzeugte „synthetische Kephalogramme" konventionelle Kephalogramme ersetzen können (CATTANEO, BLOCH, CALMAR, HJORTSHOJ und MELSEN [16], KUMAR, LUDLOW, MOL und CEVIDANES [58], KUMAR, LUDLOW, SOARES CEVIDANES und MOL [59], VAN VLIJMEN, BERGE, SWENNEN, BRONKHORST, KATSAROS und KUIJPERS-JAGTMAN [107])

Ziel der durchgeführten Analyse war es zunächst, systematische Abweichungen zu erkennen. Die nachgewiesenen systematischen Abweichungen selbst sind jedoch unter praktischen Gesichtspunkten nur begrenzt aussagekräftig. Daher sollte man sich vor allem auf den Nachweis der Äquivalenz stützen, die einen Zusammenhang zur klinischen Relevanz herstellt. Während beispielsweise das Konfidenzintervall des Winkels *CoTg-Sn-Ls* von -15.290 bis -5.044° zunächst eine nicht akzeptable Abweichung vermuten lässt, gelingt durch das große Äquivalenzintervall von -20 bis +20° (SEGNER und HASUND [95]) der Äquivalenznachweis für diese Messung. Im Vergleich dazu erscheint die Abweichung von *Spa-Spp zu Gn-tGoS* mit einem Konfidenzintervall von 1.040 bis 3.939° und einer Intervallbreite von 2.899° verhältnismäßig gering. Aufgrund der oberen Äquivalenzgrenze von 3° lässt sich jedoch keine Äquivalenz nachweisen und die Abweichung von FRS- und CT-Messung muss für diesen Winkel als nicht unkritisch beurteilt werden.

Die Auswertung der Äquivalenz zeigte insgesamt betrachtet eine recht gute Übereinstimmung der Messungen von FRS und CT. Die Tatsache, dass es zwischen Messungen mit *Ar* und *hPCond* im Hinblick auf den Nachweis von Äquivalenzen keine Unterschiede zu verzeichnen gab, unterstreicht den Sachverhalt, dass der Referenzpunkt *Articulare* grundsätzlich auch im CT verwendet werden kann und nicht zwingend durch alternative Messpunkte wie zum Beispiel *hPCond* ersetzt werden muss.

Bezüglich der ermittelten Abweichungen zwischen FRS und CT ist das Wachstum der untersuchten Patienten allgemein als schwer zu kalkulierender Faktor zu bewerten, von dem mit Gewissheit ein negativer Einfluss auf die Übereinstimmung der Werte erwartet werden kann. Im Sinne des Strahlenschutzes musste für die Studie jedoch auf den bereits bestehenden Patientenpool der kieferorthopädischen Abteilung des Universitätsklinikums Erlangen zurückgegriffen werden. Um eine ausreichende Anzahl an Probanden zur Verfügung zu haben, musste das Intervall, innerhalb dem sowohl ein FRS als auch ein CT aufgenommen wurde, auf einen verhältnismäßig großen maximalen Zeitraum von 6.5 Monaten festgelegt werden. Da sich unter den Patienten auch zwei Jugendliche im Wachstumsalter befanden, musste dementsprechend ein gewisses Maß an Wachstum zwischen der Akquisition beider Aufnahmen in Kauf genommen werden.

Insgesamt erscheint es nur bedingt empfehlenswert, mit den beiden unterschiedlichen Analysemethoden durchgeführte Auswertungen direkt miteinander zu vergleichen und eine Bilanz in Hinblick auf Behandlungsverlauf beziehungsweise noch durchzuführende Therapiemaßnahmen zu ziehen, da für einige Messungen kein Äquivalenznachweis gelingt und somit klinisch relevante Abweichungen nicht ausgeschlossen werden können. Letzten Endes liegt es jedoch im Ermessen des Behandlers zu entscheiden, welches Maß an Übereinstimmung beziehungsweise Genauigkeit für die jeweilige Fragestellung erforderlich ist und welche methodenbedingten Differenzen unter Umständen in Kauf genommen werden können. Die notwendige Präzision wird zwingend mit der Ausprägung der Dysgnathie sowie der Komplexität der zu planenden Behandlungsschritte korrelieren.

Prinzipiell steht nicht zur Diskussion, dass im Umgang mit Röntgenstrahlung stets das ALARA-Prinzip (*„As Low As Reasonably Achievable"*) gelten sollte, da eine Dosisgrenze, unter der Strahlung per se unschädlich ist, nicht existiert. Jedoch muss im Zuge einer Risiko-Nutzen-Abwägung unter Umständen zugunsten adäquater Behandlungsplanung die Anfertigung einer zusätzlichen Fernröntgenseitenaufnahme in Betracht gezogen werden, um den erforderlichen direkten Vergleich mit vorausgegangenen und folgenden FRS-Analysen zu ermöglichen. Letzten Endes ist die Strahlenbelastung durch eine Fernröntgenaufnahme mit einer Effektivdosis von 2 µSv nur sehr gering (DÜKER [31]). Umgekehrt sollte stets die Indikation für eine computertomographische Aufnahme hinterfragt werden, da hiermit eine vergleichsweise erhöhte Strahlenbelastung verbunden ist. So erscheint eine dreidimensionale Diagnostik vor allem bei schwerwiegenden kraniofazialen Syndromen, skelettalen Dysgnathien, die vor allem in der Transversalen ausgeprägt sind sowie bei asymmetrischem Gesichtsschädelaufbau angezeigt (HOLBERG [44]).

Studien aus den Jahren 2007 und 2008 lassen erkennen, dass auch mit Niedrigdosis-Protokollen gute Ergebnisse erzielen lassen. So gelang es Connor et al., mittels Low-Dose-CT-Protokoll bei einer Effektivdosis von 0.035 mSv eine Präzision der Bezugspunktidentifikation zu erreichen, die einem High-Dose-CT-Protokoll nahe kommt (CONNOR, ARSCOTT, BERRY, GREENE und O'GORMAN [26]). Olszewski et al. überprüften die Genauigkeit eines 35 mAs-CT-Protokolls mit der eines 200 mAs-Protokolls und stellten fest, dass die Referenzpunktreproduzierbarkeit im Niedrigdosisprotokoll aufrechterhalten werden kann (OLSZEWSKI, REYCHLER, COSNARD, DENIS, VYNCKIER und ZECH [82]). Sie empfehlen dieses Protokoll daher für dreidimensionale kephalometrische Anwendungen und schlugen es als Alternative für die DVT-Technik vor. Diesbezüglich ermittelten Cohnen et al. für das DVT-Gerät NewTom QR-DVT 9000 eine effektive Strahlendosis gegenüber einem dentalen CT von nur etwa 20 % und gegenüber einem Low-Dose-CT (Siemens Somatom Plus 4) von 65 % (COHNEN, KEMPER, MOBES, PAWELZIK und MODDER [25]). Schulze et al. ermittelten für das NewTom-Gerät um das Zwei- bis Dreifache niedrigere Dosen als für ein CT-Gerät (Siemens Somatom Volume Zoom) (SCHULZE, HEILAND, THURMANN und ADAM [94]). Jedoch darf die Tatsache nicht außer Acht gelassen werden, dass auch die CT eine konstante Weiterentwicklung erfährt und hier ebenfalls mit einer weiteren Reduktion der Strahlenbelastung zu rechnen ist (MÜSSIG, WÖRTCHE [77]).

Die Vielzahl aktueller Studien, die sich mit dem Thema DVT und der entsprechenden Analyse des kraniofazialen Komplexes befasst haben, deutet auf einen deutlichen Trend zur dreidimensionalen Diagnostik hin (BROWN, SCARFE, SCHEETZ, SILVEIRA und FARMAN [14], CHIEN, PARKS [21], CHO [22], DE OLIVEIRA, CEVIDANES, PHILLIPS, MOTTA, BURKE und TYNDALL [28], HASSAN, VAN DER STELT und SANDERINK [39], KOBAYASHI, SHIMODA, NAKAGAWA und YAMAMOTO [55], LAGRAVERE, CAREY, TOOGOOD und MAJOR [60], MOERENHOUT, GELAUDE, SWENNEN, CASSELMAN, VAN DER SLOTEN und MOMMAERTS [73], STRATEMANN, HUANG, MAKI, MILLER und HATCHER [99]). Dabei wurde vielfach untersucht, wie man sich die dreidimensionalen Bilddaten zur Ableitung einer konventionellen Analyse zu Nutze machen kann (CATTANEO, BLOCH [16], KUMAR, LUDLOW [58], KUMAR, LUDLOW [59], MOSHIRI, SCARFE [75]).

Die hier vorgestellte Analyse vereint das Beste aus beiden Welten: die dreidimensionalen Bilddaten selbst müssen nicht umgewandelt werden, sondern die dreidimensional identifizierten Referenzpunkte werden auf eine gemeinsame Ebene – die Mediansagittalebene – projiziert. Auf dieser Grundlage werden konventionelle Messwerte abgeleitet. Die abgeleitete zweidimensionale Analyse ist somit als Nebenprodukt der dreidimensionalen Analyse zu verstehen, die bei Bedarf zur Beurteilung komplexer Sachverhalte zusätzlich zu Rate gezogen werden kann.

8. SCHLUSSFOLGERUNG

Als Ergebnis der Studie konnte gezeigt werden, dass das vorgestellte computertomographische Analyseverfahren sowohl über eine hohe Referenzpunktreproduzierbarkeit als auch hohe Reliabilität bezüglich der durchgeführten Messungen verfügt. So zeigte sich bei nahezu der Hälfte ($p < 0.05$) beziehungsweise über ein Drittel der Messungen ($p < 0.005$) für das CT eine signifikant höhere Reproduzierbarkeit gegenüber dem FRS, während nur für eine FRS-Messung (*Li-Pog'* zu *N-B*) eine signifikant höhere Reproduzierbarkeit nachgewiesen werden konnte. Für einen Großteil der untersuchten Messungen konnte mittels Äquivalenztest eine unter Berücksichtigung der klinischen Bedeutung der Werte gute Übereinstimmung zwischen Computertomogramm und Fernröntgenseitenbildaufnahme festgestellt werden. Jedoch erscheint es nicht generell empfehlenswert, die Ergebnisse beider Analysemethoden direkt miteinander in Relation zu setzen, um auf dieser Grundlage therapierelevante Entscheidungen zu treffen, da einige der untersuchten Messgrößen untereinander klinisch relevante Abweichungen zeigten. Daher sollten im jeweiligen Patientenfall Nutzen (gesteigerte Strahlenhygiene bei Verzicht auf die Akquisition einer zusätzlichen Fernröntgenaufnahme) und Risiken (diagnostische Fehlbeurteilung auf Grundlage nonäquivalenter Messdaten) gegeneinander abgewogen werden. Diese Bewertung sollte als Konsequenz in die Entscheidung einbezogen werden, ob das fallgerechte Management einer kieferorthopädischen oder einer kombiniert kieferorthopädisch-kieferchirurgischen Behandlung die Anfertigung weiterer diagnostischer Unterlagen bedarf.

Im Rahmen der vorliegenden Studie konnte zudem festgestellt werden, dass unter der Voraussetzung einer normierten Ansicht bei der Bezugspunktidentifikation der Referenzpunkt *Articulare* auch als Bestandteil der kephalometrischen Auswertung eines dreidimensionalen Computertomogramms geeignet erscheint.

9. LITERATURVERZEICHNIS

1. ADAMS, G.L., GANSKY, S.A., MILLER, A.J., HARRELL, W.E., JR., und HATCHER, D.C. (2004):
    Comparison between traditional 2-dimensional cephalometry and a 3-dimensional approach on human dry skulls.
    Am J Orthod Dentofacial Orthop, 126, S. 397-409

2. ADAMS, J.W. (1940):
    Correction of Error in Cephalometric Roentgenograms.
    Angle Orthod, 10, S. 3-13

3. BADAWI-FAYAD, J. und CABANIS, E.A. (2007):
    Three-dimensional Procrustes analysis of modern human craniofacial form.
    Anat Rec (Hoboken), 290, S. 268-76

4. BATTAGEL, J.M. (1993):
    A comparative assessment of cephalometric errors.
    Eur J Orthod, 15, S. 305-14

5. BAUMRIND, S. und FRANTZ, R.C. (1971):
    The reliability of head film measurements. 1. Landmark identification.
    Am J Orthod, 60, S. 111-27

6. BAUMRIND, S. und FRANTZ, R.C. (1971):
    The reliability of head film measurements. 2. Conventional angular and linear measures.
    Am J Orthod, 60, S. 505-17

7. BAUMRIND, S., MOFFITT, F.H., und CURRY, S. (1983):
    The geometry of three-dimensional measurement from paired coplanar x-ray images.
    Am J Orthod, 84, S. 313-22

8. BAUMRIND, S., MOFFITT, F.H., und CURRY, S. (1983):
    Three-dimensional x-ray stereometry from paired coplanar images: a progress report.
    Am J Orthod, 84, S. 292-312

9. **BERGERSEN, E.O.** (1980):
Enlargement and distortion in cephalometric radiography: compensation tables for linear measurements.
Angle Orthod, 50, S. 230-44

10. **BLAND, J.M. und ALTMAN, D.G.** (1986):
Statistical methods for assessing agreement between two methods of clinical measurement.
Lancet, 1, S. 307-10

11. **BLAND, J.M. und ALTMAN, D.G.** (1999):
Measuring agreement in method comparison studies.
Stat Methods Med Res, 8, S. 135-60

12. **BOOKSTEIN, F.L., GRAYSON, B., CUTTING, C.B., KIM, H.C., und MCCARTHY, J.G.** (1991):
Landmarks in three dimensions: reconstruction from cephalograms versus direct observation.
Am J Orthod Dentofacial Orthop, 100, S. 133-40

13. **BROADBENT, B.H.** (1931):
A new x-ray technique and its application to orthodontia.
Angle Orthod, 1, S. 45-66

14. **BROWN, A.A., SCARFE, W.C., SCHEETZ, J.P., SILVEIRA, A.M., und FARMAN, A.G.** (2009):
Linear accuracy of cone beam CT derived 3D images.
Angle Orthod, 79, S. 150-7

15. **BROWN, T. und ABBOTT, A.H.** (1989):
Computer-assisted location of reference points in three dimensions for radiographic cephalometry.
Am J Orthod Dentofacial Orthop, 95, S. 490-8

16. **CATTANEO, P.M., BLOCH, C.B., CALMAR, D., HJORTSHOJ, M., und MELSEN, B.** (2008):
Comparison between conventional and cone-beam computed tomography-generated cephalograms.
Am J Orthod Dentofacial Orthop, 134, S. 798-802

17. **CAVALCANTI, M.G. und VANNIER, M.W.** (1998):
Quantitative analysis of spiral computed tomography for craniofacial clinical applications.
Dentomaxillofac Radiol, 27, S. 344-50

18. **CAVALCANTI, M.G., HALLER, J.W., und VANNIER, M.W.** (1999):
Three-dimensional computed tomography landmark measurement in craniofacial surgical planning: experimental validation in vitro.
J Oral Maxillofac Surg, 57, S. 690-4

19. **CAVALCANTI, M.G., ROCHA, S.S., und VANNIER, M.W.** (2004):
Craniofacial measurements based on 3D-CT volume rendering: implications for clinical applications.
Dentomaxillofac Radiol, 33, S. 170-6

20. **CHIDIAC, J.J., SHOFER, F.S., AL-KUTOUB, A., LASTER, L.L., und GHAFARI, J.** (2002):
Comparison of CT scanograms and cephalometric radiographs in craniofacial imaging.
Orthod Craniofac Res, 5, S. 104-13

21. **CHIEN, P.C., PARKS, E.T., ERASO, F., HARTSFIELD, J.K., ROBERTS, W.E., und OFNER, S.** (2009):
Comparison of reliability in anatomical landmark identification using two-dimensional digital cephalometrics and three-dimensional cone beam computed tomography in vivo.
Dentomaxillofac Radiol, 38, S. 262-73

22. **CHO, H.J.** (2009):
A three-dimensional cephalometric analysis.
J Clin Orthod, 43, S. 235-52

23. **CLINICAL AND LABORATORY STANDARDS INSTITUTE** (2004):
Method comparison and Bias Estimation Using Patient Samples. Approved Guideline - second edition.
CLSI document EP9-A2, Wayne, Pennsylvania, USA.

24. **COHEN, A.M.** (1984):
Uncertainty in cephalometrics.
Br J Orthod, 11, S. 44-8

25. COHNEN, M., KEMPER, J., MOBES, O., PAWELZIK, J., und MODDER, U. (2002):
Radiation dose in dental radiology.
Eur Radiol, 12, S. 634-7

26. CONNOR, S.E., ARSCOTT, T., BERRY, J., GREENE, L., und O'GORMAN, R. (2007):
Precision and accuracy of low-dose CT protocols in the evaluation of skull landmarks.
Dentomaxillofac Radiol, 36, S. 270-6

27. DE MOMI, E., CHAPUIS, J., PAPPAS, I., FERRIGNO, G., HALLERMANN, W., SCHRAMM, A., und CAVERSACCIO, M. (2006):
Automatic extraction of the mid-facial plane for cranio-maxillofacial surgery planning.
Int J Oral Maxillofac Surg, 35, S. 636-42

28. DE OLIVEIRA, A.E., CEVIDANES, L.H., PHILLIPS, C., MOTTA, A., BURKE, B., und TYNDALL, D. (2009):
Observer reliability of three-dimensional cephalometric landmark identification on cone-beam computerized tomography.
Oral Surg Oral Med Oral Pathol Oral Radiol Endod, 107, S. 256-65

29. DEAN, D., HANS, M.G., BOOKSTEIN, F.L., und SUBRAMANYAN, K. (2000):
Three-dimensional Bolton-Brush Growth Study landmark data: ontogeny and sexual dimorphism of the Bolton standards cohort.
Cleft Palate Craniofac J, 37, S. 145-56

30. DOWNS, W.B. (1949):
Variations In Facial Relationship: Their Significance In Treatment and Prognosis.
Angle Orthod, 19, S. 145-155

31. DÜKER, J.:
Praxisleitfaden Zahnärztliche Radiologie.
Elsevier GmbH, München, 2006, 294 S.

32. **FUHRMANN, R., FEIFEL, H., SCHNAPPAUF, A., und DIEDRICH, P.** (1996):
Integration von dreidimensionaler Kephalometrie und 3D-Schädelmodellen bei der kombinierten orthodontisch/chirurgischen Behandlungsplanung.
J Orofac Orthop, 57, S. 32-45

33. **GAIA, B.F., PERELLA, A., DE CARA, A.C., ANTUNES, J.L., und CAVALCANTI, M.G.** (2005):
CT interpretation of craniofacial anomalies: a comparative analysis by undergraduate dental students.
Pesqui Odontol Bras, 19, S. 58-62

34. **GRAYSON, B., CUTTING, C., BOOKSTEIN, F.L., KIM, H., und MCCARTHY, J.G.** (1988):
The three-dimensional cephalogram: theory, technique, and clinical application.
Am J Orthod Dentofacial Orthop, 94, S. 327-37

35. **GRAYSON, B.H., MCCARTHY, J.G., und BOOKSTEIN, F.** (1983):
Analysis of craniofacial asymmetry by multiplane cephalometry.
Am J Orthod, 84, S. 217-24

36. **GREINER, M., GREINER, A., und HIRSCHFELDER, U.** (2007):
Die Streuung von Messpunkten bei der digitalen Auswertung: eine Gegenüberstellung von CT-basierten und konventionellen digitalen Fernröntgenseitenbildern.
J Orofac Orthop, 68, S. 290-8

37. **HAFFNER, C.L., PESSA, J.E., ZADOO, V.P., und GARZA, J.R.** (1999):
A technique for three-dimensional cephalometric analysis as an aid in evaluating changes in the craniofacial skeleton.
Angle Orthod, 69, S. 345-8

38. **HÄGG, U., COOKE, M.S., CHAN, T.C., TNG, T.T., und LAU, P.Y.** (1998):
The reproducibility of cephalometric landmarks: an experimental study on skulls.
Aust Orthod J, 15, S. 177-85

39. **HASSAN, B., VAN DER STELT, P., und SANDERINK, G.** (2009):
Accuracy of three-dimensional measurements obtained from cone beam computed tomography surface-rendered images for cephalometric analysis: influence of patient scanning position.
Eur J Orthod, 31, S. 129-34

40. **HILDEBOLT, C.F., VANNIER, M.W., und KNAPP, R.H.** (1990):
Validation study of skull three-dimensional computerized tomography measurements.
Am J Phys Anthropol, 82, S. 283-94

41. **HILLESUND, E., FJELD, D., und ZACHRISSON, B.U.** (1978):
Reliability of soft-tissue profile in cephalometrics.
Am J Orthod, 74, S. 537-50

42. **HIRSCHFELDER, U. und SEGNER, D.** (1994):
Radiologische Übersichtsdarstellung des Gebisses: Dental-CT versus Orthopantomographie.
Fortschr Kieferorthop, 55, S. 14-20

43. **HOFRATH, H.** (1931):
Die Bedeutung der Röntgenfern- und Abstandsaufnahme für die Diagnostik der Kieferanomalien.
Fortschr Orthod, 1, S. 232-258

44. **HOLBERG, C.** (2007):
Kephalometrie - Quo Vadis?
BZB, Mai 2007, S. 33-35

45. **HOLBERG, C., STEINHÄUSER, S., GEIS, P., und RUDZKI-JANSON, I.** (2005):
Die Digitale Volumentomographie in der Kieferorthopädie: Möglichkeiten und Grenzen.
J Orofac Orthop, 66, S. 434-44

46. **HOUSTON, W.J.** (1983):
The analysis of errors in orthodontic measurements.
Am J Orthod, 83, S. 382-90

47. **HOUSTON, W.J., MAHER, R.E., MCELROY, D., und SHERRIFF, M.** (1986):
Sources of error in measurements from cephalometric radiographs.
Eur J Orthod, 8, S. 149-51

48. **HUANG, J., BUMANN, A., und MAH, J.** (2005):
Three-dimensional radiographic analysis in orthodontics.
J Clin Orthod, 39, S. 421-8

49. **JACOBSON, A.** (1988):
Update on the Wits appraisal.
Angle Orthod, 58, S. 205-19

50. **JONAS, I.** (1976):
Die Auswirkungen des Übungseffektes auf die Genauigkeit röntgenkephalometrischer Durchzeichnungen in der Kieferorthopädie.
Radiologe, 16, S. 427-31

51. **JUNG, H., KIM, H.J., KIM, D.O., HONG, S.I., JEONG, H.K., KIM, K.D., KIM, Y., YOO, S., und YOO, H.** (2002):
Quantitative analysis of three-dimensional rendered imaging of the human skull acquired from multi-detector row computed tomography.
J Digit Imaging, 15, S. 232-9

52. **KATSUMATA, A., FUJISHITA, M., MAEDA, M., ARIJI, Y., ARIJI, E., und LANGLAIS, R.P.** (2005):
3D-CT evaluation of facial asymmetry.
Oral Surg Oral Med Oral Pathol Oral Radiol Endod, 99, S. 212-20

53. **KIM, D.O., KIM, H.J., JUNG, H., JEONG, H.K., HONG, S.I., und KIM, K.D.** (2002):
Quantitative evaluation of acquisition parameters in three-dimensional imaging with multidetector computed tomography using human skull phantom.
J Digit Imaging, 15 Suppl 1, S. 254-7

54. **KITAURA, H., YONETSU, K., KITAMORI, H., KOBAYASHI, K., und NAKAMURA, T.** (2000):
Standardization of 3-D CT measurements for length and angles by matrix transformation in the 3-D coordinate system.
Cleft Palate Craniofac J, 37, S. 349-56

55. **KOBAYASHI, K., SHIMODA, S., NAKAGAWA, Y., und YAMAMOTO, A.** (2004):
Accuracy in measurement of distance using limited cone-beam computerized tomography.
Int J Oral Maxillofac Implants, 19, S. 228-31

56. **KOUAME, P., N'DINDIN, A., und SAVANE, S.** (2003):
Céphalométrie conventionelle et realité 3D: Analyse déscriptive.
Odontostomatol Trop, 26, S. 20-4

57. **KRAGSKOV, J., BOSCH, C., GYLDENSTED, C., und SINDET-PEDERSEN, S.** (1997):
Comparison of the reliability of craniofacial anatomic landmarks based on cephalometric radiographs and three-dimensional CT scans.
Cleft Palate Craniofac J, 34, S. 111-6

58. **KUMAR, V., LUDLOW, J.B., MOL, A., und CEVIDANES, L.** (2007):
Comparison of conventional and cone beam CT synthesized cephalograms.
Dentomaxillofac Radiol, 36, S. 263-9

59. **KUMAR, V., LUDLOW, J., SOARES CEVIDANES, L.H., und MOL, A.** (2008):
In vivo comparison of conventional and cone beam CT synthesized cephalograms.
Angle Orthod, 78, S. 873-9

60. **LAGRAVERE, M.O., CAREY, J., TOOGOOD, R.W., und MAJOR, P.W.** (2008):
Three-dimensional accuracy of measurements made with software on cone-beam computed tomography images.
Am J Orthod Dentofacial Orthop, 134, S. 112-6

61. **LAGRAVÈRE, M.O. und MAJOR, P.W.** (2005):
Proposed reference point for 3-dimensional cephalometric analysis with cone-beam computerized tomography.
Am J Orthod Dentofacial Orthop, 128, S. 657-60

62. **LIU, D.X., WANG, C.L., LIU, L., DONG, Z.Y., KE, H.F., und YU, Z.Y.** (2006):
The accuracy of 3D-CT volume rendering for craniofacial linear measurements.
Shanghai Kou Qiang Yi Xue, 15, S. 517-20

63. **LO, L.J., LIN, W.Y., WONG, H.F., LU, K.T., und CHEN, Y.R.** (2000):
Quantitative measurement on three-dimensional computed tomography: an experimental validation using phantom objects.
Chang Gung Med J, 23, S. 354-9

64. **LOPES, P.M., MOREIRA, C.R., PERRELLA, A., ANTUNES, J.L., und CAVALCANTI, M.G.** (2008):
3-D volume rendering maxillofacial analysis of angular measurements by multislice CT.
Oral Surg Oral Med Oral Pathol Oral Radiol Endod, 105, S. 224-30

65. MAEDA, M., KATSUMATA, A., ARIJI, Y., MURAMATSU, A., YOSHIDA, K., GOTO, S., KURITA, K., und ARIJI, E. (2006):
3D-CT evaluation of facial asymmetry in patients with maxillofacial deformities.
Oral Surg Oral Med Oral Pathol Oral Radiol Endod, 102, S. 382-90

66. MAJOR, P.W., JOHNSON, D.E., HESSE, K.L., und GLOVER, K.E. (1994):
Landmark identification error in posterior anterior cephalometrics.
Angle Orthod, 64, S. 447-54

67. MAJOR, P.W., JOHNSON, D.E., HESSE, K.L., und GLOVER, K.E. (1996):
Effect of head orientation on posterior anterior cephalometric landmark identification.
Angle Orthod, 66, S. 51-60

68. MARTIN, R.F. (2000):
General deming regression for estimating systematic bias and its confidence interval in method-comparison studies.
Clin Chem, 46, S. 100-4

69. MATTESON, S.R., BECHTOLD, W., PHILLIPS, C., und STAAB, E.V. (1989):
A method for three-dimensional image reformation for quantitative cephalometric analysis.
J Oral Maxillofac Surg, 47, S. 1053-61

70. MIDTGÅRD, J., BJÖRK, G., und LINDER-ARONSON, S. (1974):
Reproducibility of cephalometric landmarks and errors of measurements of cephalometric cranial distances.
Angle Orthod, 44, S. 56-61

71. MIETHKE, R.R. (1989):
Zur Lokalisationsgenauigkeit kephalometrischer Referenzpunkte.
Prakt Kieferorthop, 3, S. 107-122

72. MILLER, P.A., SAVARA, B.S., und SINGH, I.J. (1966):
Analysis of errors in cephalometric measurement of three-dimensional distances on the maxilla.
Angle Orthod, 36, S. 169-75

73. MOERENHOUT, B.A., GELAUDE, F., SWENNEN, G.R., CASSELMAN, J.W., VAN DER SLOTEN, J., und MOMMAERTS, M.Y. (2009):
Accuracy and repeatability of cone-beam computed tomography (CBCT) measurements used in the determination of facial indices in the laboratory setup.
J Craniomaxillofac Surg, 37, S. 18-23

74. MORI, Y., MIYAJIMA, T., MINAMI, K., und SAKUDA, M. (2001):
An accurate three-dimensional cephalometric system: a solution for the correction of cephalic malpositioning.
J Orthod, 28, S. 143-9

75. MOSHIRI, M., SCARFE, W.C., HILGERS, M.L., SCHEETZ, J.P., SILVEIRA, A.M., und FARMAN, A.G. (2007):
Accuracy of linear measurements from imaging plate and lateral cephalometric images derived from cone-beam computed tomography.
Am J Orthod Dentofacial Orthop, 132, S. 550-60

76. MOYERS, R.E. und BOOKSTEIN, F.L. (1979):
The inappropriateness of conventional cephalometrics.
Am J Orthod, 75, S. 599-617

77. MÜSSIG, E., WÖRTCHE, R., und LUX, C.J. (2005):
Indications for Digital Volume Tomography in Orthodontics.
J Orofac Orthop, 66, S. 241-249

78. NAGASHIMA, M., INOUE, K., SASAKI, T., MIYASAKA, K., MATSUMURA, G., und KODAMA, G. (1998):
Three-dimensional imaging and osteometry of adult human skulls using helical computed tomography.
Surg Radiol Anat, 20, S. 291-7

79. NÖTZEL, F., SCHULTZ, C., und HARTUNG, M.:
Fernröntgenseitenbild-Analyse.
Deutscher Zahnärzte Verlag, Köln, 2007, 287 S.

80. OLSZEWSKI, R., TANESY, O., COSNARD, G., ZECH, F., und REYCHLER, H. (2009):
Reproducibility of osseous landmarks used for computed tomography based three-dimensional cephalometric analyses.
J Craniomaxillofac Surg, 38, S. 214-21

81. OLSZEWSKI, R., ZECH, F., COSNARD, G., NICOLAS, V., MACQ, B., und REYCHLER, H. (2007):
Three-dimensional computed tomography cephalometric craniofacial analysis: experimental validation in vitro.
Int J Oral Maxillofac Surg, 36, S. 828-33

82. OLSZEWSKI, R., REYCHLER, H., COSNARD, G., DENIS, J.M., VYNCKIER, S., und ZECH, F. (2008):
Accuracy of three-dimensional (3D) craniofacial cephalometric landmarks on a low-dose 3D computed tomograph.
Dentomaxillofac Radiol, 37, S. 261-7

83. PARK, S.H., YU, H.S., KIM, K.D., LEE, K.J., und BAIK, H.S. (2006):
A proposal for a new analysis of craniofacial morphology by 3-dimensional computed tomography.
Am J Orthod Dentofacial Orthop, 129, S. 600 e23-34

84. RICHARDSON, A. (1966):
An investigation into the reproducibility of some points, planes, and lines used in cephalometric analysis.
Am J Orthod, 52, S. 637-51

85. RICHTSMEIER, J.T., PAIK, C.H., ELFERT, P.C., COLE, T.M., 3RD, und DAHLMAN, H.R. (1995):
Precision, repeatability, and validation of the localization of cranial landmarks using computed tomography scans.
Cleft Palate Craniofac J, 32, S. 217-27

86. RICKETTS, R.M. (1970):
Analysis -- The Interim.
Angle Orthod, 40, S. 129-137

87. RICKETTS, R.M. (1981):
Perspectives in the Clinical Application of Cephalometrics.
Angle Orthod, 51, S. 115-150

88. ROUSSET, M.M., SIMONEK, F., und DUBUS, J.P. (2003):
A method for correction of radiographic errors in serial three-dimensional cephalometry.
Dentomaxillofac Radiol, 32, S. 50-9

89. **SANDLER, P.J.** (1988):
Effect of patient repositioning on cephalometric measurements.
Br J Orthod, 15, S. 17-21

90. **SAVARA, B.S., TRACY, W.E., und MILLER, P.A.** (1966):
Analysis of errors in cephalometric measurements of three-dimensional distances on the human mandible.
Arch Oral Biol, 11, S. 209-17

91. **SCHMUTH, G.P.** (1971):
Methodische Schwierigkeiten bei der Anwendung der Röntgenkephalometrie in der Kieferorthopädie.
Fortschr Kieferorthop, 32, S. 317-25

92. **SCHMUTH, G.P.** (1974):
Die Problematik einer metrischen Auswertung von Röntgenaufnahmen in der Kieferorthopädie.
Dtsch Zahnarztl Z, 29, S. 327-30

93. **SCHMUTH, G.P. und ALTUNA, G.** (1971):
Wie genau sind röntgenkephalometrische Befunde? (Eine Studie über die Bestimmung der Bißlage durch den ANB-Winkel).
Osterr Z Stomatol, 68, S. 370-81

94. **SCHULZE, D., HEILAND, M., THURMANN, H., und ADAM, G.** (2004):
Radiation exposure during midfacial imaging using 4- and 16-slice computed tomography, cone beam computed tomography systems and conventional radiography.
Dentomaxillofac Radiol, 33, S. 83-6

95. **SEGNER, D. und HASUND, A.:**
Individualisierte Kephalometrie.
Dietmar Segner, Verlag und Vertrieb, Hamburg, 1998, 156 S.

96. **STABRUN, A.E. und DANIELSEN, K.** (1982):
Precision in cephalometric landmark identification.
Eur J Orthod, 4, S. 185-96

97. **STEINER, C.C.** (1953):
Cephalometrics for you and me.
Am J Orthod, 39, S. 729-755

98. **STEINER, C.C.** (1959):
Cephalometrics In Clinical Practice.
Angle Orthod, 29, S. 8-29

99. **STRATEMANN, S.A., HUANG, J.C., MAKI, K., MILLER, A.J., und HATCHER, D.C.** (2008):
Comparison of cone beam computed tomography imaging with physical measures.
Dentomaxillofac Radiol, 37, S. 80-93

100. **SWENNEN, G.R. und SCHUTYSER, F.** (2006):
Three-dimensional cephalometry: spiral multi-slice vs cone-beam computed tomography.
Am J Orthod Dentofacial Orthop, 130, S. 410-6

101. **SWENNEN, G.R., SCHUTYSER, F., BARTH, E.L., DE GROEVE, P., und DE MEY, A.** (2006):
A new method of 3-D cephalometry Part I: the anatomic Cartesian 3-D reference system.
J Craniofac Surg, 17, S. 314-25

102. **SWENNEN, G.R.J., SCHUTYSER, F., und HAUSAMEN, J.E.:**
Three-dimensional cephalometry. A color atlas and manual.
Springer-Verlag, Berlin, 2006, 366 S.

103. **THUROW, R.C.** (1951):
Cephalometric methods in research and private practice.
Angle Orthod, 21, S. 104-16

104. **TITIZ, I., LAUBINGER, M., KELLER, T., HERTRICH, K., und HIRSCHFELDER, U.** (2010):
Reproduzierbarkeit und Validität anatomischer Messpunkte im 3D Spiral-CT mit Bestimmung des Inter- und Intraobserverfehlers.
... zur Publikation eingereicht

105. **TOGASHI, K., KITAURA, H., YONETSU, K., YOSHIDA, N., und NAKAMURA, T.** (2002):
Three-dimensional cephalometry using helical computer tomography: measurement error caused by head inclination.
Angle Orthod, 72, S. 513-20

106. **TYNDALL, D.A., RENNER, J.B., PHILLIPS, C., und MATTESON, S.R.** (1992):
Positional changes of the mandibular condyle assessed by three-dimensional computed tomography.
J Oral Maxillofac Surg, 50, S. 1164-72

107. **VAN VLIJMEN, O.J., BERGE, S.J., SWENNEN, G.R., BRONKHORST, E.M., KATSAROS, C., und KUIJPERS-JAGTMAN, A.M.** (2009):
Comparison of cephalometric radiographs obtained from cone-beam computed tomography scans and conventional radiographs.
J Oral Maxillofac Surg, 67, S. 92-7

108. **WAITZMAN, A.A., POSNICK, J.C., ARMSTRONG, D.C., und PRON, G.E.** (1992):
Craniofacial skeletal measurements based on computed tomography: Part I. Accuracy and reproducibility.
Cleft Palate Craniofac J, 29, S. 112-7

109. **WAITZMAN, A.A., POSNICK, J.C., ARMSTRONG, D.C., und PRON, G.E.** (1992):
Craniofacial skeletal measurements based on computed tomography: Part II. Normal values and growth trends.
Cleft Palate Craniofac J, 29, S. 118-28

110. **WILLIAMS, F.L. und RICHTSMEIER, J.T.** (2003):
Comparison of mandibular landmarks from computed tomography and 3D digitizer data.
Clin Anat, 16, S. 494-500

111. **YOO, S.K., KIM, Y.O., KIM, H.J., KIM, N.H., JANG, Y.B., KIM, K.D., und LEE, H.Y.** (2003):
Alignment of CT images of skull dysmorphology using anatomy-based perpendicular axes.
Phys Med Biol, 48, S. 2681-95

10. ANHANG

ANHANG: Methodenplan der VoXim®-Analyse

10.1. Methodenplan der VoXim®-Analyse

1. Vorbereitende Maßnahmen

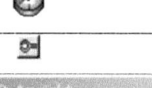	Aktivierung der Orientierungsanzeige
	Aktivierung der „Einstellungen 3D-Ansicht"
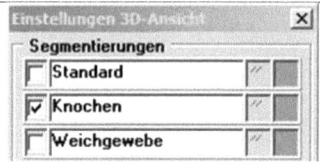	Auswahl der Segmentierung „Knochen"
	Auswahl der Funktion „Positionen setzen"

2. Festlegung des Koordinatensystems

Punkt	Ansicht	Definition / Aktion
000KKS01 : Or_re		**ORBITALE RECHTS** *Am weitesten kaudal gelegener Punkt der Kontur der rechten knöchernen Orbita.*
	A	Identifikation, so dass sich **Or_re** als kaudalster Punkt des rechten Orbitarandes auf der möglichst weit innen liegenden Kante befindet
	Sagittal	während der Identifikation von **Or_re** in der 3D-Ansicht sollte der Bezugspunkt in der Sagittal-Ansicht durch Bewegung des aktivierten Lokalisationswerkzeuges[11] nach kaudal in seiner Lage möglichst knapp von posterior nach anterior korrigiert werden
000KKS02 : Or_li		**ORBITALE LINKS** *Am weitesten kaudal gelegener Punkt der Kontur der linken knöchernen Orbita.*

---

[11] aktiviertes Lokalisationswerkzeug ≙ gehaltene linke Maustaste

ANHANG: Methodenplan der VoXim®-Analyse

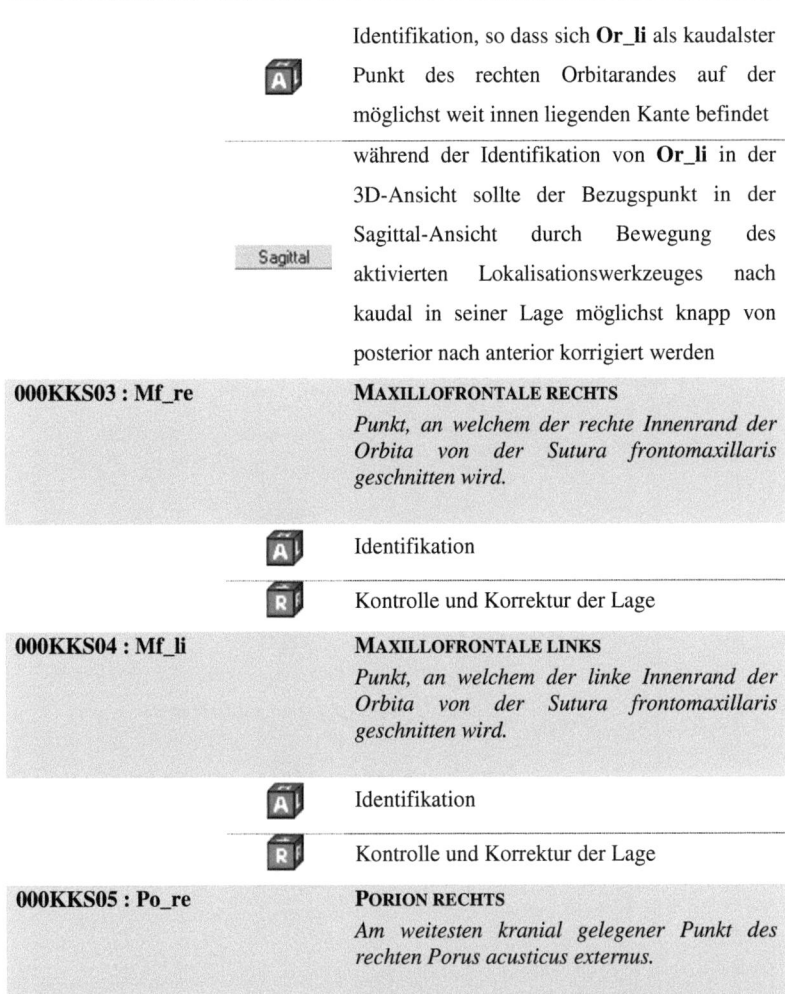

	Identifikation, so dass sich **Or_li** als kaudalster Punkt des rechten Orbitarandes auf der möglichst weit innen liegenden Kante befindet
	während der Identifikation von **Or_li** in der 3D-Ansicht sollte der Bezugspunkt in der Sagittal-Ansicht durch Bewegung des aktivierten Lokalisationswerkzeuges nach kaudal in seiner Lage möglichst knapp von posterior nach anterior korrigiert werden
000KKS03 : Mf_re	**MAXILLOFRONTALE RECHTS** *Punkt, an welchem der rechte Innenrand der Orbita von der Sutura frontomaxillaris geschnitten wird.*
	Identifikation
	Kontrolle und Korrektur der Lage
000KKS04 : Mf_li	**MAXILLOFRONTALE LINKS** *Punkt, an welchem der linke Innenrand der Orbita von der Sutura frontomaxillaris geschnitten wird.*
	Identifikation
	Kontrolle und Korrektur der Lage
000KKS05 : Po_re	**PORION RECHTS** *Am weitesten kranial gelegener Punkt des rechten Porus acusticus externus.*
	Identifikation, so dass **Po_re** am kranialsten Rand des rechten Porus acusticus ext. möglichst weit kranial zu liegen kommt

während der Identifikation von **Po_re** in der 3D-Ansicht sollte der Bezugspunkt in der Coronar-Ansicht durch Bewegung des aktivierten Lokalisationswerkzeuges nach kranial in seiner Lage möglichst knapp von mesial nach lateral korrigiert werden

000KKS06 : Po_li

PORION LINKS
Am weitesten kranial gelegener Punkt des linken Porus acusticus externus.

Identifikation, so dass **Po_li** am Rand des rechten Porus acusticus ext. möglichst weit kranial zu liegen kommt

während der Identifikation von **Po_li** in der 3D-Ansicht sollte der Bezugspunkt in der Coronar-Ansicht durch Bewegung des aktivierten Lokalisationswerkzeuges nach kranial in seiner Lage möglichst knapp von mesial nach lateral korrigiert werden

ANHANG: Methodenplan der VoXim®-Analyse

3. Reorientierung des Patienten am Koordinatensystem

 Wechsel in den Funktionsbereich „Patienten-Koordinatensystem ausrichten"

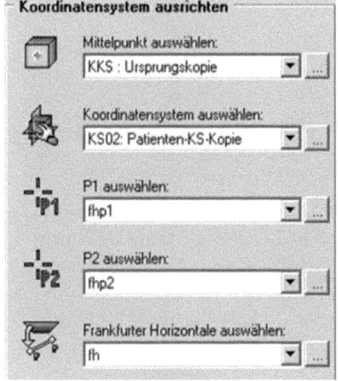

Koordinatensystem ausrichten:

Mittelpunkt:

KKS : Ursprungskopie

Koordinatensystem:

KS02: Patienten-KS-Kopie

Alle übrigen Parameter verbleiben in der Grundeinstellung.

 Rückkehr in die Identifikationsumgebung

4. Identifikation skelettaler Referenzpunkte

Punkt	Ansicht	Definition / Aktion
000a : Cg		CRISTA GALLI
		Superiorster Punkt des hahnenkammähnlichen Vorsprungs des oberen Randes der Lamina perpendicularis des Siebbeins.
	H	Identifikation
	Coronar / Axial	Kontrolle der Lage
000b : Mf_re		MAXILLOFRONTALE RECHTS
		Punkt, an welchem der rechte Innenrand der Orbita von der Sutura frontomaxillaris geschnitten wird.
	A	Identifikation
	R	Kontrolle und Korrektur der Lage

ANHANG: Methodenplan der VoXim®-Analyse

000c : Mf_li		**MAXILLOFRONTALE LINKS** *Punkt, an welchem der linke Innenrand der Orbita von der Sutura frontomaxillaris geschnitten wird.*
	[A]	Identifikation
	[R]	Kontrolle und Korrektur der Lage
001 : Or_re		**ORBITALE RECHTS** *Am weitesten kaudal gelegener Punkt der Kontur der rechten knöchernen Orbita.*
	[A]	Identifikation, so dass sich **Or_re** als kaudalster Punkt des rechten Orbitarandes auf der möglichst weit innen liegenden Kante befindet
	Sagittal	während der Identifikation von **Or_re** in der 3D-Ansicht sollte der Bezugspunkt in der Sagittal-Ansicht durch Bewegung des aktivierten Lokalisationswerkzeuges nach kaudal in seiner Lage möglichst knapp von posterior nach anterior korrigiert werden
002 : Or_li		**ORBITALE LINKS** *Am weitesten kaudal gelegener Punkt der Kontur der linken knöchernen Orbita.*
	[A]	Identifikation, so dass sich **Or_li** als kaudalster Punkt des rechten Orbitarandes auf der möglichst weit innen liegenden Kante befindet
	Sagittal	während der Identifikation von **Or_li** in der 3D-Ansicht sollte der Bezugspunkt in der Sagittal-Ansicht durch Bewegung des aktivierten Lokalisationswerkzeuges nach kaudal in seiner Lage möglichst knapp von posterior nach anterior korrigiert werden

ANHANG: Methodenplan der VoXim®-Analyse

003 : Po_re	**PORION RECHTS**
	Am weitesten kranial gelegener Punkt des rechten Porus acusticus externus.
[R]	Identifikation, so dass Po_re am Rand des rechten Porus acusticus ext. möglichst weit kranial zu liegen kommt
Coronar	während der Identifikation von Po_re in der 3D-Ansicht sollte der Bezugspunkt in der Coronar-Ansicht durch Bewegung des aktivierten Lokalisationswerkzeuges nach kranial in seiner Lage möglichst knapp von mesial nach lateral korrigiert werden
004 : Po_li	**PORION LINKS**
	Am weitesten kranial gelegener Punkt des linken Porus acusticus externus.
[L]	Identifikation, so dass Po_li am Rand des rechten Porus acusticus ext. möglichst weit kranial zu liegen kommt
Coronar	während der Identifikation von Po_li in der 3D-Ansicht sollte der Bezugspunkt in der Coronar-Ansicht durch Bewegung des aktivierten Lokalisationswerkzeuges nach kranial in seiner Lage möglichst knapp von mesial nach lateral korrigiert werden
005 : N	**NASION**
	Am weitesten anterior und mittig gelegener Punkt der Sutura nasofrontalis.
[R]	Identifikation

ANHANG: Methodenplan der VoXim®-Analyse

	VR	da die Sutur in der 3D-Ansicht teilweise nicht ausreichend darstellbar ist, bietet sich optional die virtuelle Röntgenfunktion zur Identifikation an[12]
	A	Korrektur der Lage
	Coronar / Axial / Sagittal	Kontrolle der Lage
006 : Spa		**SPINA NASALIS ANTERIOR** *Mitte der knöchernen Spina nasalis anterior.*
	R	Identifikation
	A / F	Korrektur der Lage
	Coronar / Axial / Sagittal	Kontrolle der Lage
007 : A		**SUBSPINALE** *Am weitesten dorsal gelegener Punkt in der Mitte des Processus alveolaris im Oberkiefer.*
	R	Identifikation
	A	Korrektur der Lage
	Coronar / Axial / Sagittal	Kontrolle der Lage
008 : B		**SUPRAMENTALE** *Am weitesten dorsal gelegener Punkt in der Mitte der apikalen Basis des Unterkiefers.*

---

[12] eine entsprechende Methodik wendeten SWENNEN et al. an (SWENNEN, SCHUTYSER [101])

ANHANG: Methodenplan der VoXim®-Analyse

[R]	Identifikation
[A]	Korrektur der Lage
Coronar / Axial / Sagittal	Kontrolle der Lage

009 : Pog — POGONION
Am weitesten ventral gelegener Punkt in der Mitte des knöchernen Kinns.

[R]	Identifikation
[A]	Korrektur der Lage
Coronar / Axial / Sagittal	Kontrolle der Lage

010 : Gn — GNATHION
Am weitesten kaudal gelegener Punkt in der Mitte der Unterkiefersymphyse.

[R]	Identifikation
[A] [F]	Korrektur der Lage
Sagittal	während der Identifikation in der 3D-Ansicht sollte **Gn** in der Sagittal-Ansicht durch Bewegung des aktivierten Lokalisationswerkzeuges nach kranial in seiner Lage möglichst knapp von posterior nach anterior korrigiert werden
Coronar / Axial / Sagittal	Kontrolle der Lage

ANHANG: Methodenplan der VoXim®-Analyse

011 : hPOcP_re		**HINTERSTER RECHTER PUNKT DES OKKLUSIONSPLANUMS** *Am weitesten distal stehender Berührungspunkt der letzten in Okklusion stehenden rechten Molaren.*
	Coronar	Identifikation
	Axial Sagittal	Kontrolle und Korrektur der Lage
012 : Cond_re		**CONDYLION RECHTS** *Kranialster Punkt des rechten Kondylus.*
		vorläufige Identifikation möglichst weit kranial
	Coronar	Korrektur der Lage
	Coronar Axial	Scrollen durch Coronar- und Axialansicht, um die kraniale Lage von **Cond_re** auf dem Condylus zu verifizieren
013 : hPCond_re		**HINTERSTER PUNKT DES RECHTEN CONDYLIONS** *Am weitesten dorsal gelegener Punkt des rechten Kondylus.*
		vorläufige Identifikation möglichst weit posterior
	Axial	Korrektur der Lage
	Coronar Axial	Scrollen durch Coronar- und Axial-Ansicht, um die posteriore Lage von **hPCond_re** auf dem Condylus zu verifizieren
014 : [Ar_re]		**ARTICULARE RECHTS** *Sich optisch darstellender Schnittpunkt der Kontur des unteren Randes der Schädelbasis mit dem dorsalen Rand des rechten Ramus ascendens.*

ANHANG: Methodenplan der VoXim®-Analyse

[R]	Identifikation am sich optisch darstellenden Schnittpunkt der kaudalsten Kontur der Schädelbasis mit dem rechten aufsteigenden Ast des Unterkiefers
Axial	während der Identifikation von [**Ar_re**] in der 3D-Ansicht sollte der Bezugspunkt in der Axial-Ansicht durch Bewegung des aktivierten Lokalisationswerkzeuges von posterior nach anterior in seiner Lage möglichst knapp von zentral nach lateral korrigiert werden und möglichst weit mesial auf dem aufsteigenden Ast des Unterkiefers zu liegen kommen
▫	Wechsel in die 3D-Vollbild-Ansicht
✓	**Gn, hPCond_re,** [**Ar_re**] permanent sichtbar machen
015k : [T1_re]	**TANGENTENPUNKT 1 VON AR_RE AN DEN UNTERKIEFERAST** *Am weitesten dorsal gelegener Punkt des rechten Ramus ascendens im Bereich des rechten Kieferwinkels. Anlagepunkt einer Tangente von Articulare rechts an den rechten aufsteigenden Ast der Mandibula im Bereich des rechten Kieferwinkels.*
	Auswahl der Hilfstangente **0** : **Hilfstangente Ramus (Ar-T1) rechts**
[R]	Hilfstangente mit Startpunkt in [**Ar_re**] zeichnen [**T1_re**] wird automatisch als Endpunkt der Hilfstangente übernommen

ANHANG: Methodenplan der VoXim®-Analyse

016k : MT2_re	**TANGENTENPUNKT 2 VON HPCOND_RE AN DEN UNTERKIEFERAST** *Am weitesten dorsal gelegener Punkt des Ramus ascendens im Bereich des rechten Kieferwinkels. Anlagepunkt einer Tangente vom hinteren Punkt des rechten Kondylus (hPCond_re) an den rechten aufsteigenden Ast der Mandibula im Bereich des rechten Kieferwinkels.*
	Auswahl der Hilfstangente **0** : **Hilfstangente Ramus (hPCond-MT2) rechts**
	Hilfstangente mit Startpunkt in **hPCond_re** zeichnen
	MT2_re wird automatisch als Endpunkt der Hilfstangente übernommen
017k : T2/MT1_re	**TANGENTENPUNKT VON GN AN DEN RECHTEN ANTEIL DES UNTERKIEFERKÖRPERS** *Dorsokaudalster Punkt des rechten Anteils des Unterkieferkörpers. Anlagepunkt einer Tangente von Gnathion an den rechten horizontalen Ast der Mandibula.*
	Auswahl der Hilfstangente **0** : **Hilfstangente UK (Gn-T2) rechts**
	Hilfstangente mit Startpunkt in **Gn** zeichnen
	T2/MT1_re wird automatisch als Endpunkt der Hilfstangente übernommen
	Gn, hPCond_re, [Ar_re] unsichtbar machen
	Rückkehr in die multiplanare Ansicht
015k : [T1_re] 016k : MT2_re 017k : T2/MT1_re	Kontrolle der Lage
018 : hPOcP_li	**HINTERSTER LINKER PUNKT DES OKKLUSIONSPLANUMS** *Am weitesten distal stehender Berührungspunkt der letzten in Okklusion stehenden linken Molaren.*

ANHANG: Methodenplan der VoXim®-Analyse

	[P] Coronar	Identifikation
	Axial Sagittal	Kontrolle und Korrektur der Lage
019 : Cond_li		**CONDYLION LINKS** *Kranialster Punkt des linken Kondylus.*
	[L]	vorläufige Identifikation möglichst weit kranial
	Coronar	Korrektur der Lage
	Coronar Axial	Scrollen durch Coronar- und Axialansicht, um die kraniale Lage von **Cond_li** auf dem Condylus zu verifizieren
020 : hPCond_li		**HINTERSTER PUNKT DES LINKEN CONDYLIONS** *Am weitesten dorsal gelegener Punkt des linken Kondylus.*
	[L]	vorläufige Identifikation möglichst weit posterior
	Axial	Korrektur der Lage
	Coronar Axial	Scrollen durch Coronar- und Axial-Ansicht, um die posteriore Lage von **hPCond_li** auf dem Condylus zu verifizieren
021 : [Ar_li]		**ARTICULARE LINKS** *Sich optisch darstellender Schnittpunkt der Kontur des unteren Randes der Schädelbasis mit dem dorsalen Rand des linken Ramus ascendens.*
	[L]	Identifikation am sich optisch darstellenden Schnittpunkt der kaudalsten Kontur der Schädelbasis mit dem linken aufsteigenden Ast des Unterkiefers

ANHANG: Methodenplan der VoXim®-Analyse

	Axial	während der Identifikation von [Ar_li] in der 3D-Ansicht sollte der Bezugspunkt in der Axial-Ansicht durch Bewegung des aktivierten Lokalisationswerkzeuges von posterior nach anterior in seiner Lage möglichst knapp von zentral nach lateral korrigiert werden und möglichst weit mesial auf dem aufsteigenden Ast des Unterkiefers zu liegen kommen
	🔲	Wechsel in die 3D-Vollbild-Ansicht
	✓	Gn, hPCond_li, [Ar_li] permanent sichtbar machen
022k : [T1_li]		**TANGENTENPUNKT 1 VON AR_LI AN DEN UNTERKIEFERAST** *Am weitesten dorsal gelegener Punkt des linken Ramus ascendens im Bereich des linken Kieferwinkels. Anlagepunkt einer Tangente von Articulare links an den linken aufsteigenden Ast der Mandibula im Bereich des linken Kieferwinkels.*
	🔲 L	Auswahl der Hilfstangente **0 : Hilfstangente Ramus (Ar-T1) links** Hilfstangente mit Startpunkt in [Ar_li] zeichnen [T1_li] wird automatisch als Endpunkt der Hilfstangente übernommen
023k : MT2_li		**TANGENTENPUNKT 2 VON HPCOND_LI AN DEN UNTERKIEFERAST** *Am weitesten dorsal gelegener Punkt des Ramus ascendens im Bereich des linken Kieferwinkels. Anlagepunkt einer Tangente vom hinteren Punkt des linken Kondylus (hPCond_li) an den linken aufsteigenden Ast der Mandibula im Bereich des linken Kieferwinkels.*

	Auswahl der Hilfstangente **0** : **Hilfstangente Ramus (hPCond-MT2) links**
	Hilfstangente mit Startpunkt in **hPCond_li** zeichnen
	MT2_li wird automatisch als Endpunkt der Hilfstangente übernommen
024k : T2/MT1_li	TANGENTENPUNKT VON GN AN DEN LINKEN ANTEIL DES UNTERKIEFERKÖRPERS
	Dorsokaudalster Punkt des linken Anteils des Unterkieferkörpers. Anlagepunkt einer Tangente von Gnathion an den linken horizontalen Ast der Mandibula.
	Auswahl der Hilfstangente **0** : **Hilfstangente UK (Gn-T2) links**
	Hilfstangente mit Startpunkt in **Gn** zeichnen
	T2/MT1_li wird automatisch als Endpunkt der Hilfstangente übernommen
	Gn, hPCond_li, [Ar_li] unsichtbar machen
	Rückkehr in die multiplanare Ansicht
022k : [T1_li] **023k : MT2_li** **024k : T2/MT1_li**	Kontrolle der Lage
025 : Ba	BASION
	Am weitesten posterokaudal gelegener mittiger Punkt des Clivus beziehungsweise am weitesten kaudal gelegener mittiger Punkt am vorderen Rand des Foramen magnum.
	Identifikation
	Kontrolle der Lage
	(wurde die Wirbelsäule im Zuge der Segmentierung nicht entfernt, so ist die Ansicht bevorzugt zur Identifikation zu verwenden)

ANHANG: Methodenplan der VoXim®-Analyse

026 : Spp		**SPINA NASALIS POSTERIOR** *Am weitesten posterior gelegener Punkt des Pars horizontale des Os palatinum. Dorsale Begrenzung der Maxilla.*
	[F]	Identifikation
	Sagittal	Korrektur der Lage
027 : S		**SELLAMITTE** *Sagittaler und transversaler Mittelpunkt des größten Durchmessers der kreisförmigen oder ovalen knöchernen Kontur der Sella turcica.*
	[H]	vorläufige Identifikation der transversalen und sagittalen Position von **S**
	Sagittal	Korrektur der Lage
	Coronar	Kontrolle der „transversalen Mitte"
028 : Se		**MITTE DES SELLAEINGANGS** *Sagittaler und transversaler Mittelpunkt zwischen den Processus clinoidei posterior und vorderem Sellaeingang.*
	[H]	vorläufige Identifikation der transversalen und sagittalen Position von **Se**
	Sagittal	Korrektur der Lage
	Coronar	Kontrolle der „transversalen Mitte"

ANHANG: Methodenplan der VoXim®-Analyse

5. **Identifikation dentaler Referenzpunkte**[13]

Punkt	Ansicht	Definition / Aktion
	🔲	Wechsel in die 3D-Vollbild-Ansicht
029 : Is1o		**INCISION SUPERIOR** *Mitte der Schneidekante des am weitesten labial stehenden oberen mittleren Schneidezahnes.*
	📦	Identifikation der Mitte der Schneidekante des am weitesten nach anterior stehenden oberen mittleren Inzisiven
030 : Is1u		**INCISION INFERIOR** *Mitte der Schneidekante des am weitesten labial stehenden unteren mittleren Schneidezahnes.*
	📦	vorläufige Markierung der Mitte des am weitesten nach anterior stehenden unteren mittleren Inzisiven (der Punkt dient zunächst lediglich der Identifizierung des am weitesten nach anterior stehenden unteren Inzisiven)
	🔲	Rückkehr in die multiplanare Ansicht
029 : Is1o	Sagittal	Korrektur der Lage
031 : Ap1o		**APICALE SUPERIOR** *Wurzelspitze des am weitesten labial stehenden oberen mittleren Schneidezahnes.*
	☑	**Is1o** permanent sichtbar machen
	Sagittal	Scrollen durch die Sagittal-Ansicht, um den höchsten Punkt des Apex zu ermitteln Identifikation von **Ap1o**
	Coronar Axial	Kontrolle der Lage
	☐	**Is1o** unsichtbar machen

---

[13] bei negativer sagittaler Frontzahnstufe empfiehlt sich ggf. ein alternatives Vorgehen, dass sich jedoch aus der beschriebenen Methodik problemlos herleiten lassen sollte

ANHANG: Methodenplan der VoXim®-Analyse

030 : Is1u

Sagittal

Coronar   Kontrolle und Korrektur der Lage

Axial

032 : Ap1u   **APICALE INFERIOR**
Wurzelspitze des am weitesten labial stehenden unteren mittleren Schneidezahnes.

☑   Is1u permanent sichtbar machen

Axial   Scrollen durch die Sagittal-Ansicht, um den tiefsten Punkt des Apex zu ermitteln
Identifikation von **Ap1u**

Sagittal
Coronar   Kontrolle der Lage

☐   **Is1u** unsichtbar machen

6. **Aktivierung der Weichgewebe-Segmentierung**

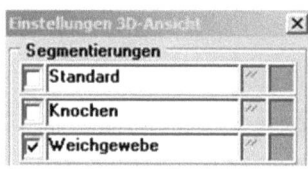   Auswahl der Segmentierung „Weichgewebe"

- 110 -

ANHANG: Methodenplan der VoXim®-Analyse

7. Identifikation von Weichgewebe-Referenzpunkten

Punkt	Ansicht	Definition / Aktion
033 : Sn		**SUBNASALE** *Weichteilpunkt am Schnittpunkt der Mitte des Nasensteges mit dem Lippenweiß der Oberlippe beziehungsweise Ansatzpunkt der Oberlippe an der Mitte des Nasensteges. Punkt des geringsten Kurvenradius am Übergang der Mitte des Nasensteges in die Oberlippe (SEGNER und HASUND [95]).*
	[R]	Identifikation
	[A]	Kontrolle der Lage
034k : CoTg		**COLUMELLA-TANGENTENPUNKT** *Punkt am Übergang des geraden Anteils der Columella in die Konvexität der Mitte der Nasenspitze. Anlagepunkt einer Tangente von Subnasale (Sn) an die Mitte des Nasensteges.*
	◻	Wechsel in die 3D-Vollbild-Ansicht
	☑	Sn permanent sichtbar machen
		Auswahl der Hilfstangente **0 : Hilfstangente Sn-CoTg**
		Hilfstangente mit Startpunkt in Sn zeichnen
		CoTg wird automatisch als Endpunkt der Hilfstangente übernommen
	☐	Sn unsichtbar machen
	[⌐]	Rückkehr in die multiplanare Ansicht
	[A]	Kontrolle der Lage
035 : Ls		**LABRALE SUPERIUS** *Stärkste Vorwölbung im mittleren Anteil der Oberlippe. Grenze des Oberlippenrots.*
	[R]	Identifikation

ANHANG: Methodenplan der VoXim®-Analyse

036 : Li Kontrolle der Lage

LABRALE INFERIUS
Stärkste Vorwölbung im mittleren Anteil der Unterlippe.

Identifikation

Kontrolle der Lage

037 : Pog' WEICHTEILPOGONION
Am weitesten ventral gelegener Punkt in der Mitte des Weichteilkinns.

Identifikation

Kontrolle der Lage

8. Definition automatisch konstruierter Referenzpunkte

038k : tGoS_re GONION RECHTS NACH A. M. SCHWARZ
Konstruierter Punkt. Punkt des kleinsten Abstands zwischen der rechten hinteren Ramuslinie (hPCond_re-MT2_re; Tangente vom Punkt hPCond_re an die posteriore Kontur des rechten Kieferwinkels) mit der rechten Mandibularlinie (Gn-T2/MT1_re; Tangente vom Punkt Gn an die kaudale Kontur des rechten Kieferwinkels).

039k : tGoS_li GONION LINKS NACH A. M. SCHWARZ
Konstruierter Punkt. Punkt des kleinsten Abstands zwischen der linken hinteren Ramuslinie (hPCond_li-MT2_li; Tangente vom Punkt hPCond_li an die posteriore Kontur des linken Kieferwinkels) mit der linken Mandibularlinie (Gn-T2/MT1_li; Tangente vom Punkt Gn an die kaudale Kontur des linken Kieferwinkels).

ANHANG: Methodenplan der VoXim®-Analyse

040k : [tGo_re] GONION-TANGENTENPUNKT RECHTS
Konstruierter Punkt. Punkt des kleinsten Abstands zwischen der rechten hinteren Ramuslinie (Ar_re-T1_re; Tangente vom Punkt Ar_re an die posteriore Kontur des rechten Kieferwinkels) mit der rechten Mandibularlinie (Gn-T2/MT1_re; Tangente vom Punkt Gn an die kaudale Kontur des rechten Kieferwinkels).

041k : [tGo_li] GONION-TANGENTENPUNKT LINKS
Konstruierter Punkt. Punkt des kleinsten Abstands zwischen der linken hinteren Ramuslinie (Ar_li-T1_li; Tangente vom Punkt Ar_li an die posteriore Kontur des linken Kieferwinkels) mit der linken Mandibularlinie (Gn-T2/MT1_li; Tangente vom Punkt Gn an die kaudale Kontur des linken Kieferwinkels).

042k : Sp' SPINA' NACH SCHMUTH
Konstruierter Punkt. Punkt des kleinsten Abstands zwischen der Linie N-Gn und der Oberkieferlinie (Spa-Spp). Teilt die Gesichtshöhe in einen oberen und einen unteren Anteil.

043k : vPOcP VORDERER PUNKT DES OKKLUSIONSPLANUMS (= ANTERIOR DOWNS POINT, ADP)
Konstruierter Punkt. Halbierung des frontalen Überbisses. Mittelpunkt der Strecke zwischen den Schneidekanten der am weitesten labial stehenden oberen (Is1o) und unteren (Is1u) Inzisivi.

044k : vPOK VORDERER PUNKT DES OBERKIEFERS
Konstruierter Punkt. Fußpunkt einer Senkrechten vom Punkt Subspinale (A) auf die Oberkieferlinie (Spa-Spp).

045k : vPUKS_re VORDERER PUNKT DES UNTERKIEFERS NACH A. M. SCHWARZ
Konstruierter Punkt. Fußpunkt einer Senkrechten vom Punkt Pogonion (Pog) auf die rechte Unterkieferlinie (Gn-tGoS_re).

046k : vPUKS_li VORDERER PUNKT DES UNTERKIEFERS NACH A. M. SCHWARZ
Konstruierter Punkt. Fußpunkt einer Senkrechten vom Punkt Pogonion (Pog) auf die linke Unterkieferlinie (Gn-tGoS_li).

10.2. Ergebnisse der statistischen Auswertung

10.2.1. Streuung der Referenzpunkte im FRS (X-Richtung)

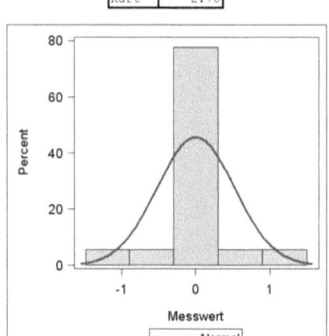
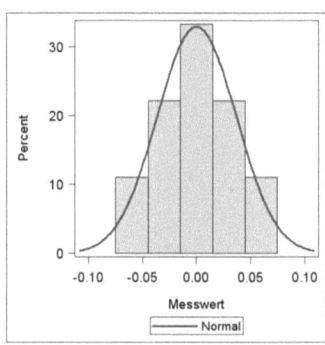

ANHANG: Ergebnisse der statistischen Auswertung

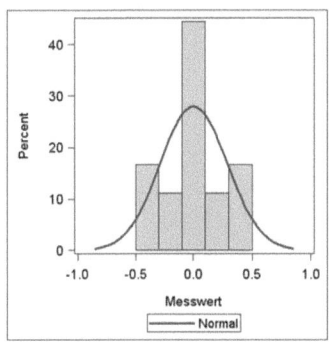

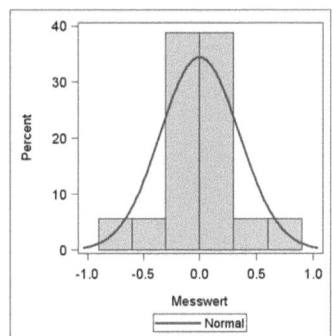

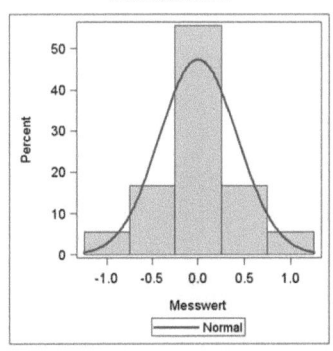

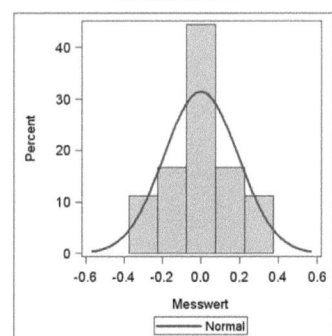

- 115 -

ANHANG: Ergebnisse der statistischen Auswertung

Identifier	
X_FRS_Ba	

	Messwert
N	18
Mean	0.00
Median	0.00
StdDev	0.34
Min	-0.88
Max	0.88
Skew	-0.00
Kurt	4.24

Identifier	
X_FRS_CoTg	

	Messwert
N	18
Mean	-0.00
Median	0.00
StdDev	0.90
Min	-2.10
Max	2.10
Skew	0.00
Kurt	2.16

Identifier	
X_FRS_Gn	

	Messwert
N	18
Mean	0.00
Median	-0.00
StdDev	0.23
Min	-0.44
Max	0.44
Skew	0.00
Kurt	-0.29

Identifier	
X_FRS_Islo	

	Messwert
N	18
Mean	-0.00
Median	0.00
StdDev	0.08
Min	-0.14
Max	0.14
Skew	-0.00
Kurt	-1.05

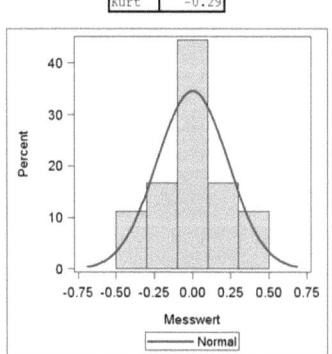
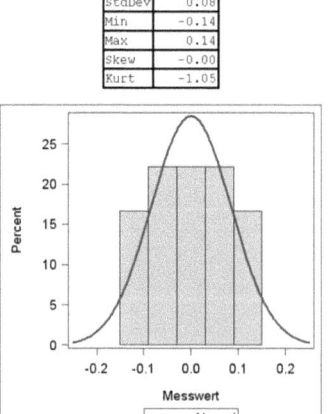

ANHANG: Ergebnisse der statistischen Auswertung

Identifier
X_FRS_Is1u

	Messwert
N	18
Mean	0.00
Median	0.00
StdDev	0.08
Min	-0.16
Max	0.16
Skew	0.00
Kurt	0.72

Identifier
X_FRS_Li

	Messwert
N	18
Mean	0.00
Median	0.00
StdDev	0.12
Min	-0.17
Max	0.18
Skew	0.00
Kurt	-1.34

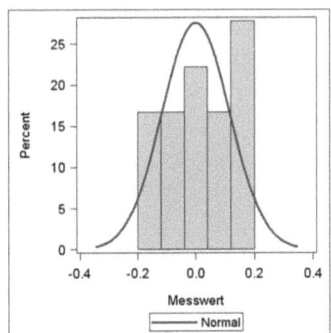

Identifier
X_FRS_Ls

	Messwert
N	18
Mean	0.00
Median	0.00
StdDev	0.13
Min	-0.29
Max	0.28
Skew	-0.00
Kurt	1.31

Identifier
X_FRS_MT2

	Messwert
N	18
Mean	0.00
Median	0.00
StdDev	0.38
Min	-0.74
Max	0.74
Skew	0.00
Kurt	0.20

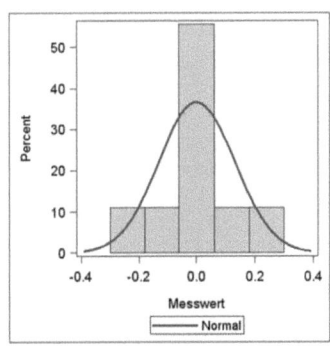
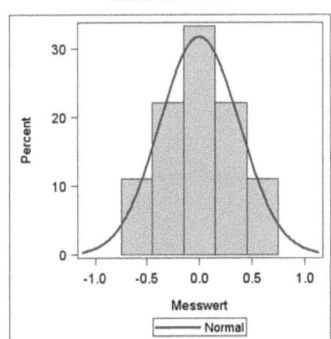

ANHANG: Ergebnisse der statistischen Auswertung

Identifier
X_FRS_N

	Messwert
N	18
Mean	0.00
Median	0.00
StdDev	0.14
Min	-0.28
Max	0.28
Skew	-0.00
Kurt	0.07

Identifier
X_FRS_Or

	Messwert
N	18
Mean	-0.00
Median	0.00
StdDev	0.28
Min	-0.62
Max	0.62
Skew	-0.00
Kurt	1.77

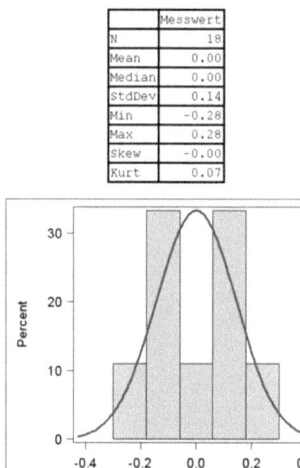
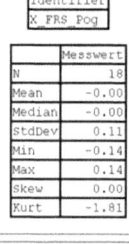

Identifier
X_FRS_Po

	Messwert
N	18
Mean	-0.00
Median	0.00
StdDev	0.16
Min	-0.38
Max	0.38
Skew	0.00
Kurt	1.98

Identifier
X_FRS_Pog

	Messwert
N	18
Mean	-0.00
Median	-0.00
StdDev	0.11
Min	-0.14
Max	0.14
Skew	0.00
Kurt	-1.81

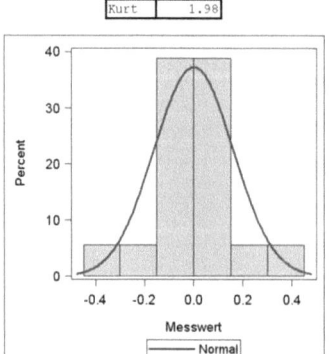
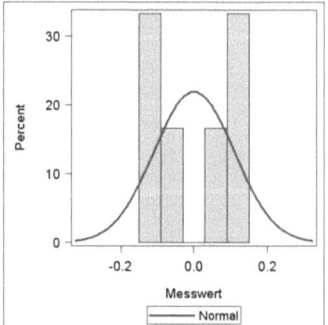

ANHANG: Ergebnisse der statistischen Auswertung

Identifier
X_FRS_Pog

	Messwert
N	16
Mean	0.00
Median	0.00
StdDev	0.11
Min	-0.22
Max	0.22
Skew	0.00
Kurt	-0.16

Identifier
X_FRS_S

	Messwert
N	18
Mean	0.00
Median	0.00
StdDev	0.23
Min	-0.57
Max	0.57
Skew	-0.00
Kurt	3.08

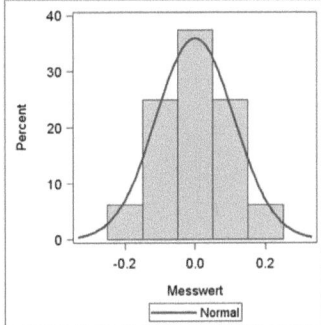
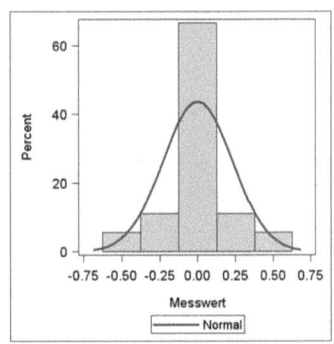

Identifier
X_FRS_Se

	Messwert
N	18
Mean	-0.00
Median	0.00
StdDev	0.51
Min	-0.79
Max	0.78
Skew	-0.00
Kurt	-0.82

Identifier
X_FRS_Sn

	Messwert
N	18
Mean	0.00
Median	0.00
StdDev	0.36
Min	-0.66
Max	0.66
Skew	0.00
Kurt	-0.34

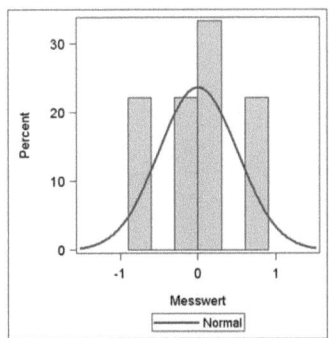
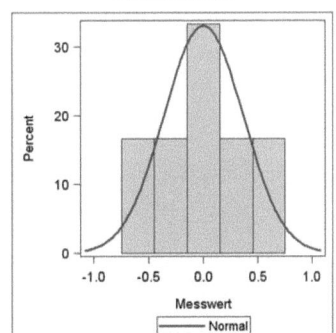

ANHANG: Ergebnisse der statistischen Auswertung

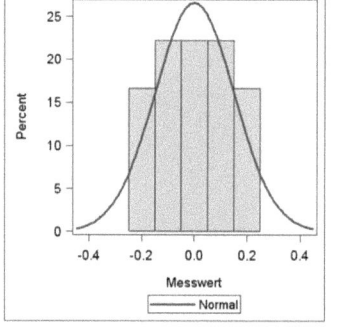

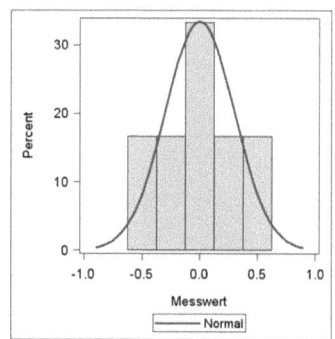

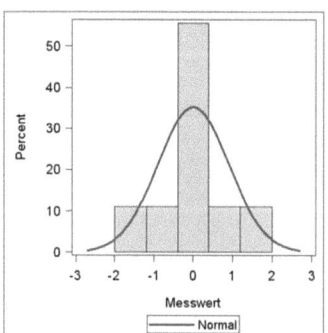

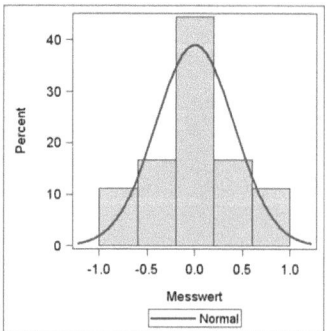

ANHANG: Ergebnisse der statistischen Auswertung

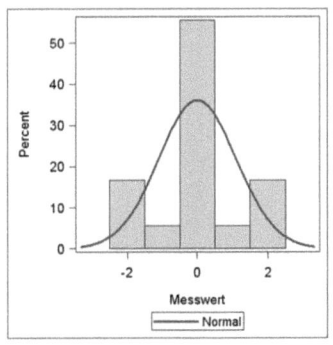

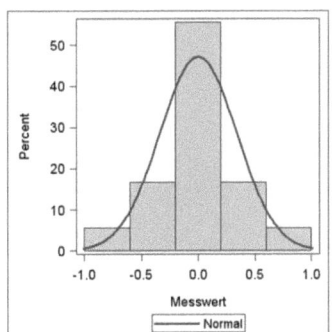

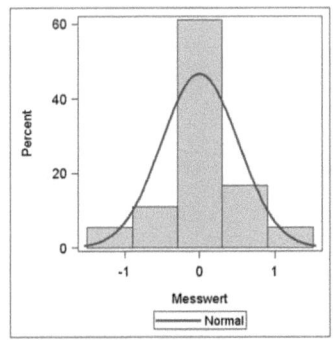

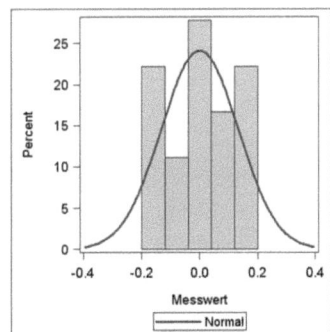

ANHANG: Ergebnisse der statistischen Auswertung

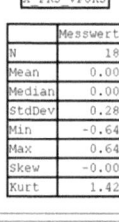

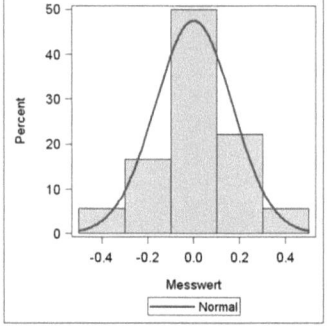
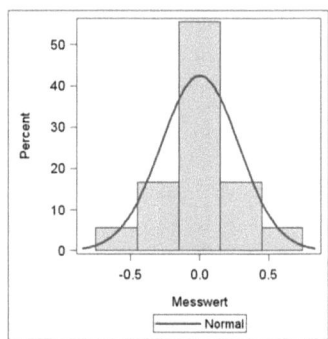

ANHANG: Ergebnisse der statistischen Auswertung

10.2.2. Streuung der Referenzpunkte im CT (X-Richtung)

Identifier
Y_CT_A

	Messwert
N	45
Mean	0.00
Median	0.01
StdDev	0.11
Min	-0.34
Max	0.44
Skew	0.30
Kurt	7.01

Identifier
Y_CT_ADP

	Messwert
N	45
Mean	-0.00
Median	-0.01
StdDev	0.14
Min	-0.32
Max	0.36
Skew	0.38
Kurt	0.26

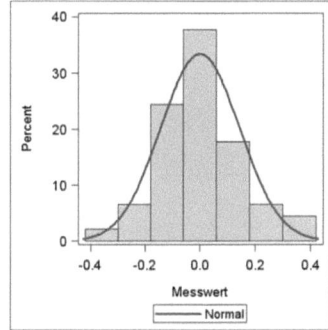

ANHANG: Ergebnisse der statistischen Auswertung

Identifier
Y_CT_Aplo

	Messwert
N	45
Mean	-0.00
Median	0.06
StdDev	0.50
Min	-1.19
Max	1.94
Skew	1.06
Kurt	5.14

Identifier
Y_CT_Aplu

	Messwert
N	45
Mean	0.00
Median	-0.04
StdDev	0.42
Min	-1.15
Max	0.95
Skew	-0.01
Kurt	0.48

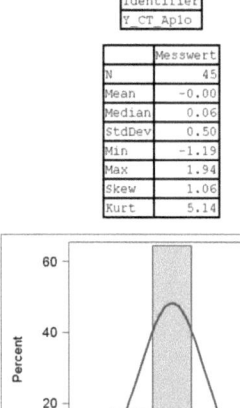
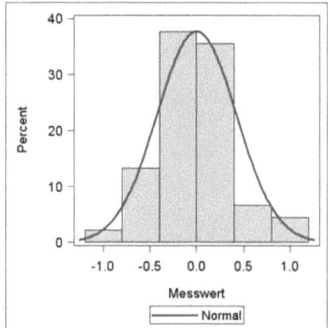

Identifier
Y_CT_Ar

	Messwert
N	45
Mean	0.00
Median	0.01
StdDev	0.34
Min	-0.93
Max	1.74
Skew	2.62
Kurt	16.64

Identifier
Y_CT_Ar

	Messwert
N	44
Mean	-0.04
Median	0.00
StdDev	0.21
Min	-0.93
Max	0.37
Skew	-1.87
Kurt	6.57

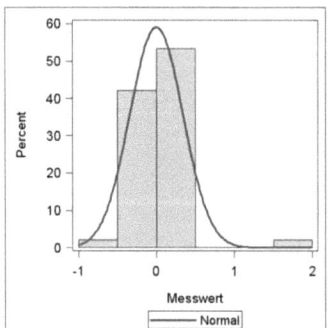

ID	Method	x_orig	x_outlier	times_SD
RR	CT	13.2922	1.73558	5.13349

ANHANG: Ergebnisse der statistischen Auswertung

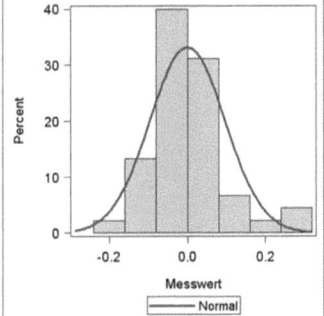

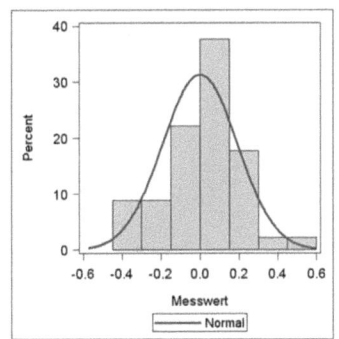

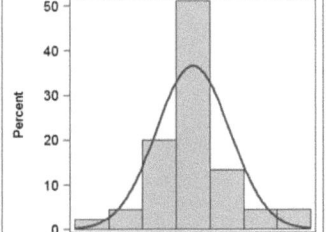

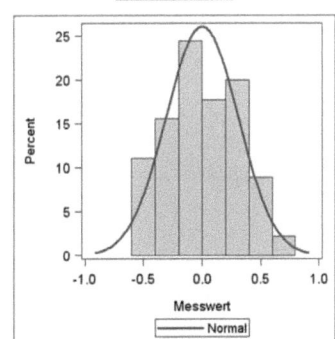

- 125 -

ANHANG: Ergebnisse der statistischen Auswertung

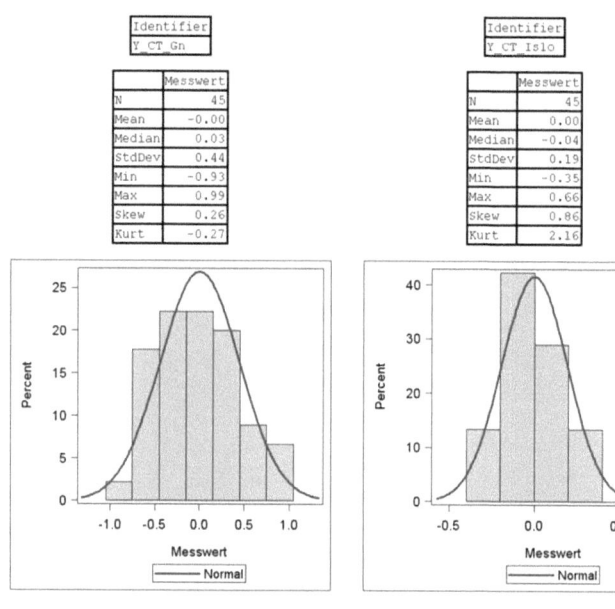

ANHANG: Ergebnisse der statistischen Auswertung

Identifier
Y_CT_Ls

	Messwert
N	45
Mean	-0.00
Median	0.00
StdDev	0.05
Min	-0.21
Max	0.12
Skew	-1.39
Kurt	7.33

Identifier
Y_CT_Ls

	Messwert
N	44
Mean	0.00
Median	0.00
StdDev	0.04
Min	-0.07
Max	0.12
Skew	0.60
Kurt	2.23

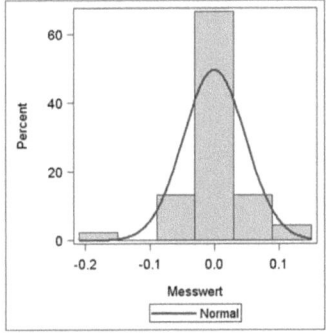

ID	Method	x_orig	x_outlier	times_SD
LW	CT	109.293	0.20532	-4.25310

Identifier
Y_CT_MT2

	Messwert
N	45
Mean	-0.00
Median	-0.04
StdDev	0.23
Min	-0.44
Max	0.67
Skew	0.85
Kurt	1.54

Identifier
Y_CT_N

	Messwert
N	45
Mean	0.00
Median	-0.00
StdDev	0.04
Min	-0.06
Max	0.10
Skew	0.57
Kurt	0.51

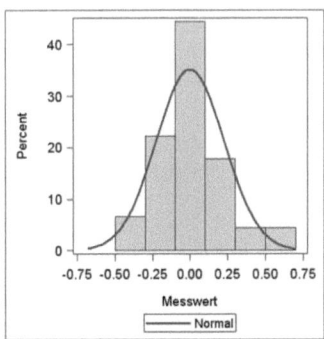
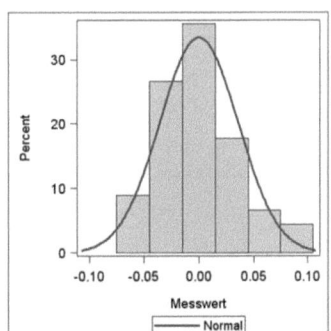

ANHANG: Ergebnisse der statistischen Auswertung

Identifier
Y_CT_Or

	Messwert
N	45
Mean	-0.00
Median	0.01
StdDev	0.44
Min	-1.11
Max	0.88
Skew	-0.06
Kurt	-0.00

Identifier
Y_CT_Po

	Messwert
N	44
Mean	-0.02
Median	-0.03
StdDev	0.16
Min	-0.34
Max	0.34
Skew	0.30
Kurt	-0.10

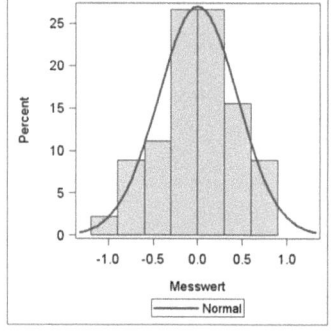
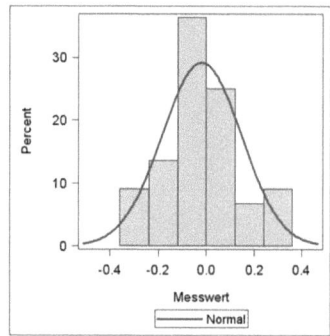

Identifier
Y_CT_Pog

	Messwert
N	45
Mean	0.00
Median	0.00
StdDev	0.06
Min	-0.15
Max	0.15
Skew	-0.59
Kurt	1.67

Identifier
Y_CT_Pog

	Messwert
N	45
Mean	0.00
Median	0.00
StdDev	0.16
Min	-0.54
Max	0.45
Skew	-0.49
Kurt	5.49

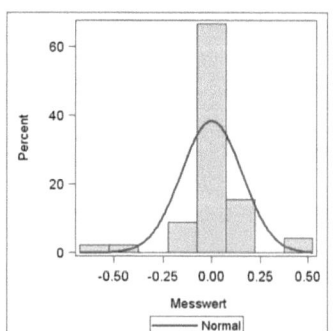

ANHANG: Ergebnisse der statistischen Auswertung

Identifier
Y_CT_S

	Messwert
N	45
Mean	-0.00
Median	0.00
StdDev	0.13
Min	-0.26
Max	0.37
Skew	0.30
Kurt	0.65

Identifier
Y_CT_Se

	Messwert
N	45
Mean	-0.00
Median	0.02
StdDev	0.12
Min	-0.28
Max	0.21
Skew	-0.34
Kurt	-0.36

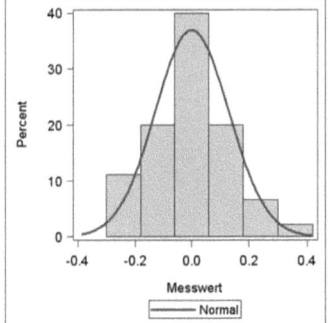 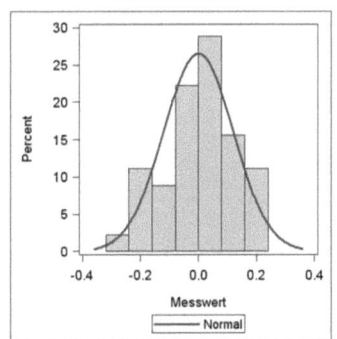

Identifier
Y_CT_Sn

	Messwert
N	45
Mean	0.00
Median	0.03
StdDev	1.20
Min	-2.84
Max	3.14
Skew	-0.13
Kurt	1.31

Identifier
Y_CT_Sp

	Messwert
N	45
Mean	0.00
Median	0.01
StdDev	0.20
Min	-0.42
Max	0.47
Skew	0.30
Kurt	-0.17

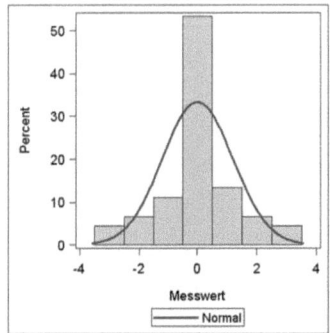 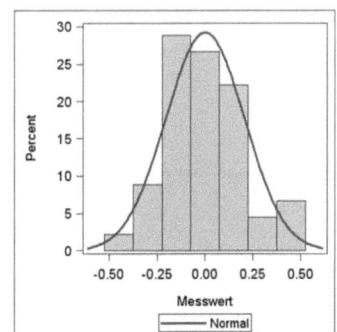

ANHANG: Ergebnisse der statistischen Auswertung

Identifier	
Y_CT_Spa	

	Messwert
N	45
Mean	0.00
Median	-0.04
StdDev	0.92
Min	-3.25
Max	2.20
Skew	-1.11
Kurt	7.02

Identifier	
Y_CT_Spp	

	Messwert
N	45
Mean	0.00
Median	-0.02
StdDev	0.19
Min	-0.51
Max	0.59
Skew	0.32
Kurt	2.75

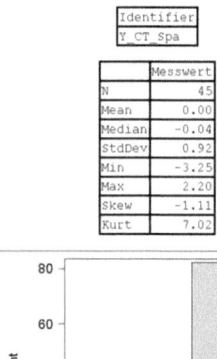

Identifier	
Y_CT_T1	

	Messwert
N	45
Mean	0.00
Median	-0.03
StdDev	0.19
Min	-0.42
Max	0.71
Skew	1.49
Kurt	4.45

Identifier	
Y_CT_T2_MT1	

	Messwert
N	45
Mean	-0.00
Median	0.03
StdDev	1.17
Min	-6.46
Max	2.05
Skew	-3.73
Kurt	21.50

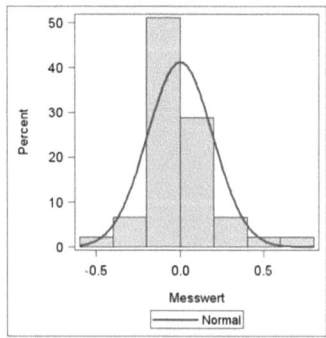
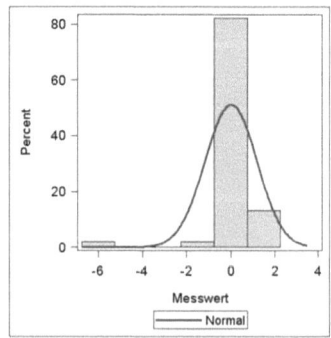

ID	Method	x_orig	x_outlier	times_SD
LW	CT	24.856	6.45778	-5.52110

ANHANG: Ergebnisse der statistischen Auswertung

Identifier
Y_CT_T2_MT1

	Messwert
N	44
Mean	0.15
Median	0.05
StdDev	0.64
Min	-1.03
Max	2.05
Skew	0.99
Kurt	1.30

Identifier
Y_CT_hPCond

	Messwert
N	45
Mean	0.00
Median	-0.02
StdDev	0.12
Min	-0.26
Max	0.23
Skew	0.17
Kurt	-0.25

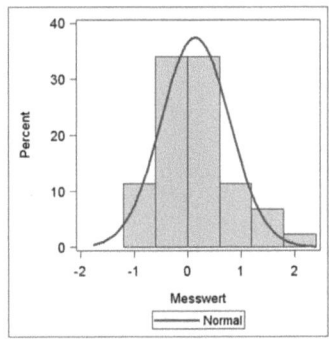
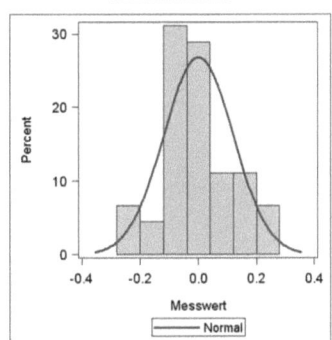

Identifier
Y_CT_hPOcP

	Messwert
N	45
Mean	0.00
Median	0.04
StdDev	1.60
Min	-7.42
Max	3.18
Skew	-2.10
Kurt	10.91

Identifier
Y_CT_hPOcP

	Messwert
N	44
Mean	0.17
Median	0.04
StdDev	1.14
Min	-3.62
Max	3.18
Skew	0.30
Kurt	4.41

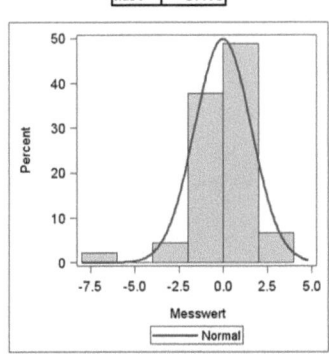
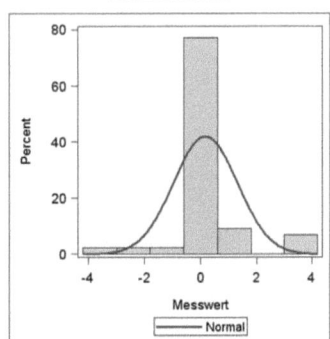

ID	Method	x_orig	x_outlier	times_SD
MC	CT	54.8473	7.42288	-4.64185

ANHANG: Ergebnisse der statistischen Auswertung

Identifier	
Y_CT_tGo	

Messwert	
N	45
Mean	0.00
Median	0.01
StdDev	0.15
Min	-0.34
Max	0.33
Skew	-0.02
Kurt	-0.53

Identifier	
Y_CT_tGoS	

Messwert	
N	45
Mean	0.00
Median	-0.01
StdDev	0.12
Min	-0.31
Max	0.31
Skew	0.03
Kurt	0.92

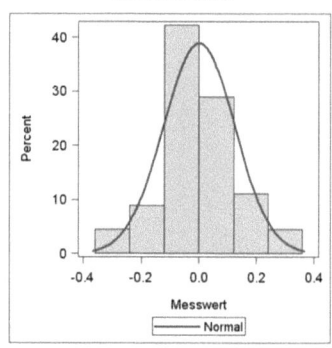

Identifier	
Y_CT_vPOK	

Messwert	
N	45
Mean	-0.00
Median	-0.00
StdDev	0.16
Min	-0.41
Max	0.60
Skew	0.77
Kurt	4.49

Identifier	
Y_CT_vPUKS	

Messwert	
N	45
Mean	0.00
Median	0.01
StdDev	0.14
Min	-0.25
Max	0.37
Skew	0.26
Kurt	0.25

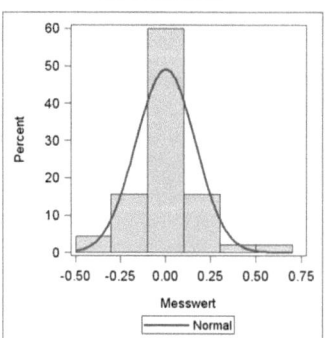
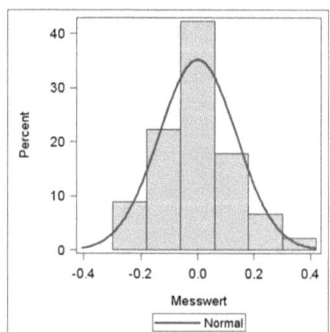

ANHANG: Ergebnisse der statistischen Auswertung

10.2.3. Streuung der Referenzpunkte im FRS (Y-Richtung)

Identifier	
Y_FRS_A	

	Messwert
N	18
Mean	0.00
Median	0.00
StdDev	0.90
Min	-1.81
Max	1.81
Skew	-0.00
Kurt	-0.03

Identifier	
Y_FRS_ADP	

	Messwert
N	18
Mean	-0.00
Median	0.00
StdDev	0.10
Min	-0.21
Max	0.20
Skew	-0.00
Kurt	0.17

ANHANG: Ergebnisse der statistischen Auswertung

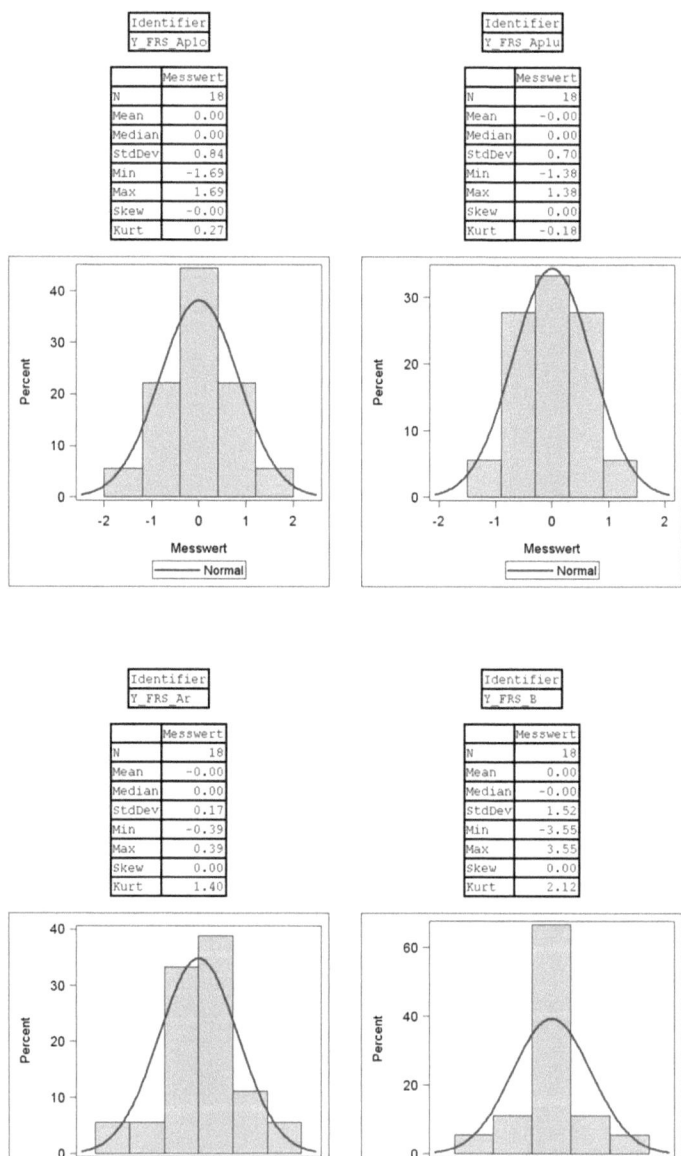

ANHANG: Ergebnisse der statistischen Auswertung

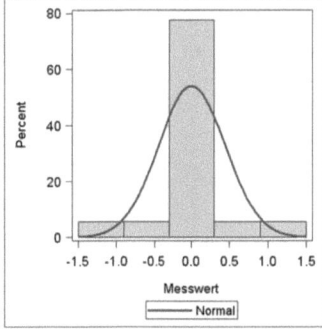

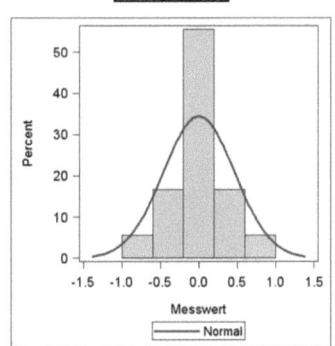

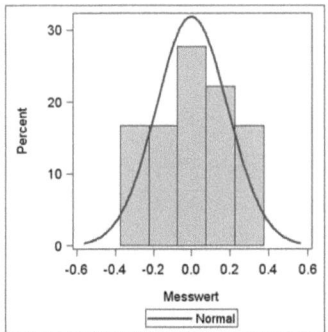

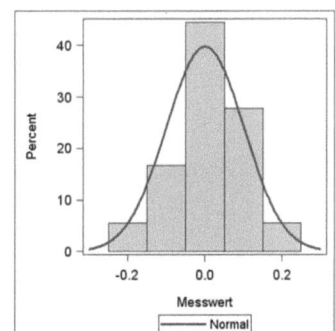

- 135 -

ANHANG: Ergebnisse der statistischen Auswertung

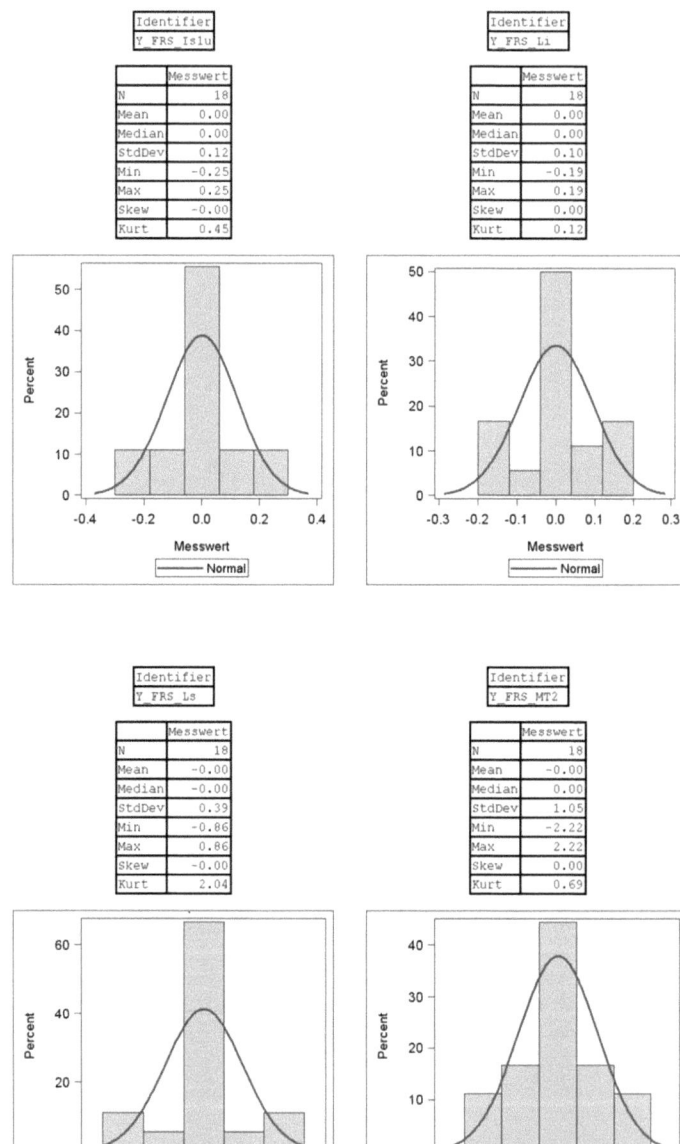

ANHANG: Ergebnisse der statistischen Auswertung

Identifier
Y_FRS_N

	Messwert
N	18
Mean	-0.00
Median	0.00
StdDev	0.35
Min	-0.72
Max	0.72
Skew	0.00
Kurt	0.81

Identifier
Y_FRS_Or

	Messwert
N	18
Mean	-0.00
Median	0.00
StdDev	0.08
Min	-0.16
Max	0.17
Skew	0.00
Kurt	0.26

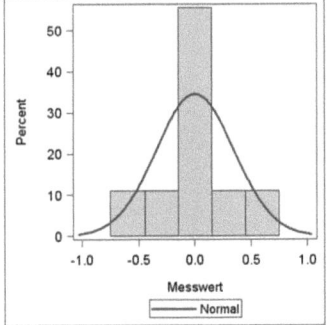
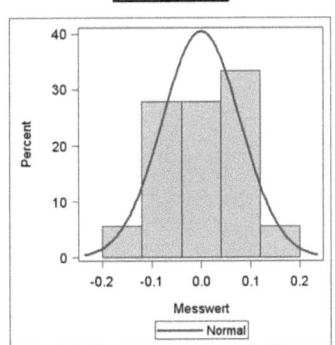

Identifier
Y_FRS_Po

	Messwert
N	18
Mean	0.00
Median	0.00
StdDev	0.22
Min	-0.35
Max	0.36
Skew	-0.00
Kurt	-0.76

Identifier
Y_FRS_Pog

	Messwert
N	18
Mean	-0.00
Median	0.00
StdDev	0.77
Min	-1.54
Max	1.53
Skew	-0.00
Kurt	1.49

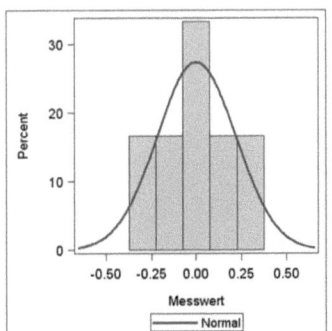
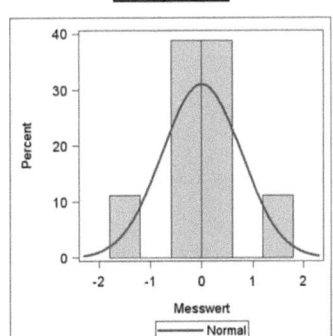

ANHANG: Ergebnisse der statistischen Auswertung

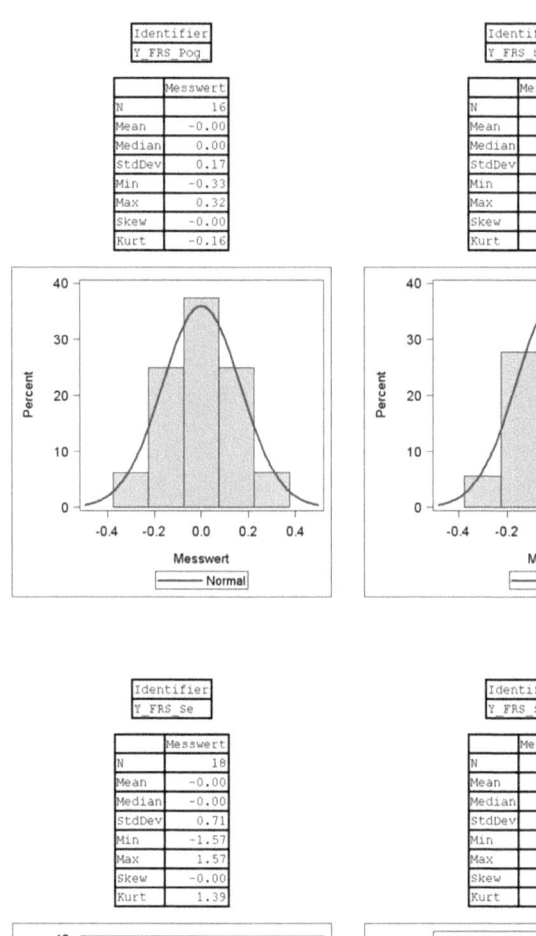

ANHANG: Ergebnisse der statistischen Auswertung

Identifier
Y_FRS_Sp

	Messwert
N	18
Mean	0.00
Median	0.00
StdDev	0.18
Min	-0.39
Max	0.39
Skew	-0.00
Kurt	1.32

Identifier
Y_FRS_Spa

	Messwert
N	18
Mean	-0.00
Median	0.00
StdDev	0.17
Min	-0.38
Max	0.38
Skew	-0.00
Kurt	1.53

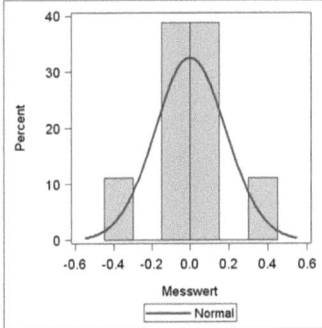
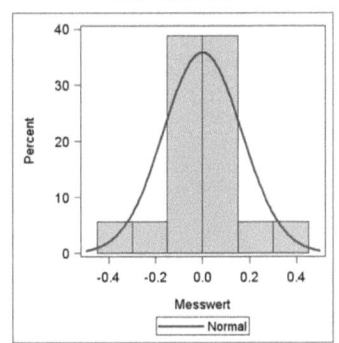

Identifier
Y_FRS_Spp

	Messwert
N	18
Mean	0.00
Median	0.00
StdDev	0.25
Min	-0.44
Max	0.45
Skew	0.00
Kurt	-0.25

Identifier
Y_FRS_T1

	Messwert
N	18
Mean	-0.00
Median	-0.00
StdDev	1.62
Min	-3.80
Max	3.80
Skew	0.00
Kurt	2.00

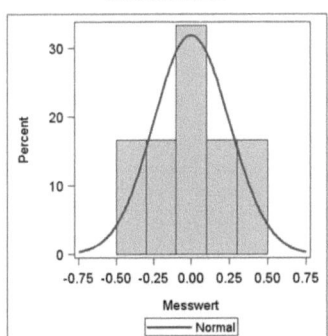
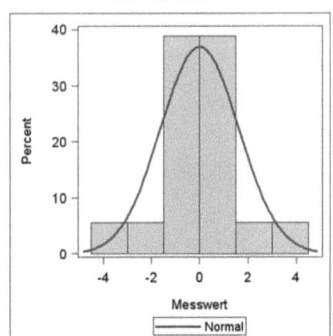

ANHANG: Ergebnisse der statistischen Auswertung

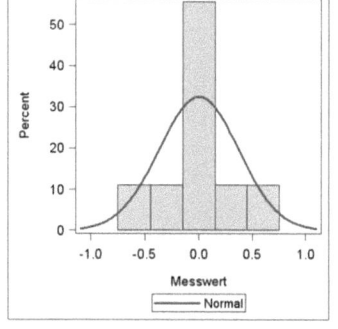

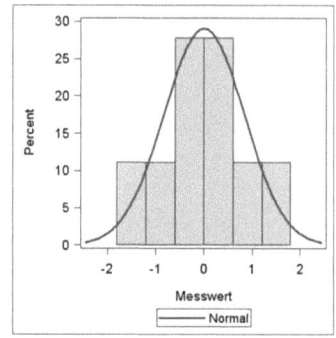

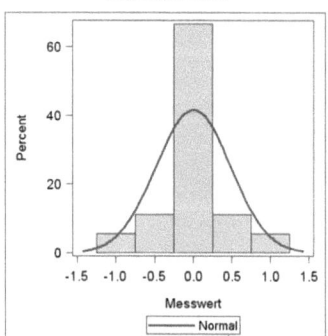

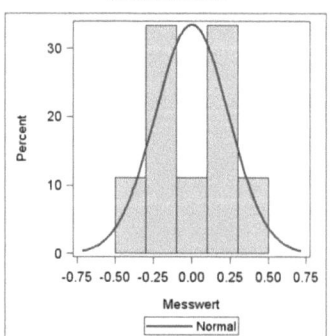

ANHANG: Ergebnisse der statistischen Auswertung

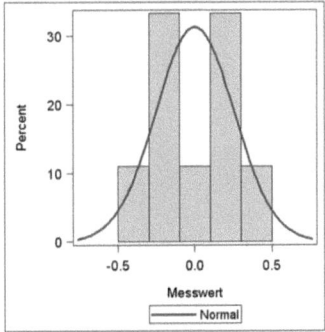

Identifier	
Y_FRS_tGoS	

	Messwert
N	18
Mean	-0.00
Median	0.00
StdDev	0.25
Min	-0.48
Max	0.48
Skew	-0.00
Kurt	-0.41

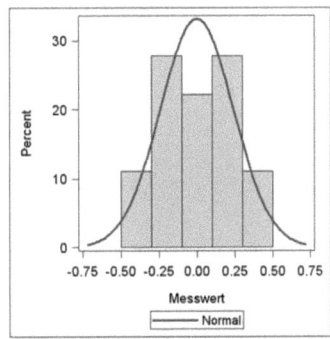

Identifier	
Y_FRS_vPUKS	

	Messwert
N	18
Mean	-0.00
Median	0.00
StdDev	0.24
Min	-0.47
Max	0.47
Skew	0.00
Kurt	-0.35

ANHANG: Ergebnisse der statistischen Auswertung

10.2.4. Streuung der Referenzpunkte im CT (Y-Richtung)

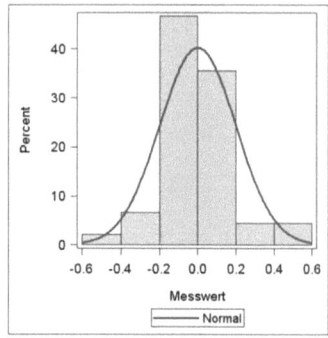

Identifier	
Z_CT_A	

	Messwert
N	45
Mean	0.00
Median	0.04
StdDev	0.65
Min	-1.48
Max	1.42
Skew	-0.16
Kurt	-0.06

Identifier	
Z_CT_ADP	

	Messwert
N	45
Mean	-0.00
Median	-0.02
StdDev	0.20
Min	-0.51
Max	0.59
Skew	0.72
Kurt	2.28

- 142 -

ANHANG: Ergebnisse der statistischen Auswertung

Identifier
Z_CT_Aplo

	Messwert
N	45
Mean	0.00
Median	-0.06
StdDev	0.44
Min	-0.90
Max	1.00
Skew	0.26
Kurt	-0.39

Identifier
Z_CT_Aplu

	Messwert
N	45
Mean	0.00
Median	-0.05
StdDev	0.51
Min	-0.95
Max	1.28
Skew	0.20
Kurt	-0.35

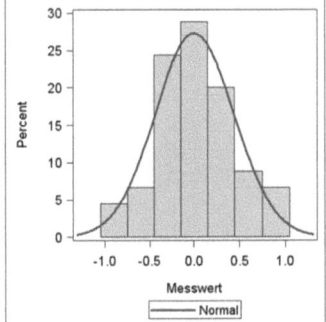
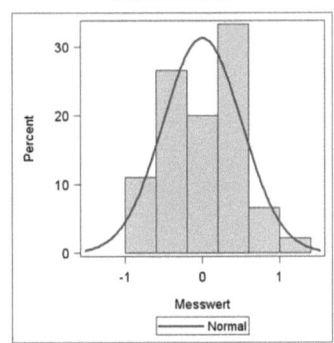

Identifier
Z_CT_Ar

	Messwert
N	45
Mean	0.00
Median	0.01
StdDev	0.56
Min	-2.89
Max	1.53
Skew	-2.70
Kurt	16.54

Identifier
Z_CT_Ar

	Messwert
N	44
Mean	0.07
Median	0.01
StdDev	0.36
Min	-0.94
Max	1.53
Skew	1.44
Kurt	7.02

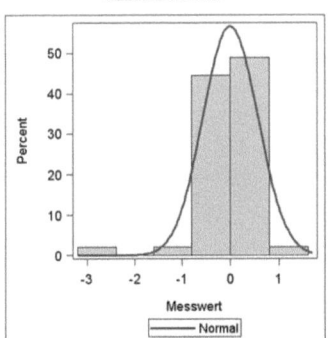
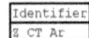

ID	Method	x_orig	x_outlier	times_SD
RR	CT	-16.8577	2.88874	-5.12332

ANHANG: Ergebnisse der statistischen Auswertung

Identifier
Z_CT_B

	Messwert
N	45
Mean	0.00
Median	0.01
StdDev	1.05
Min	-3.33
Max	3.18
Skew	0.10
Kurt	3.77

Identifier
Z_CT_Ba

	Messwert
N	45
Mean	-0.00
Median	-0.01
StdDev	0.08
Min	-0.24
Max	0.28
Skew	0.62
Kurt	4.98

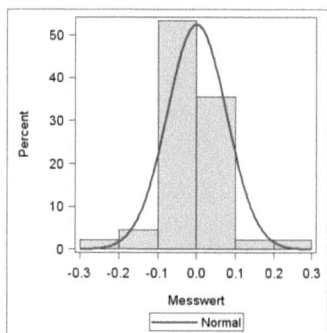

Identifier
Z_CT_CoTg

	Messwert
N	45
Mean	-0.00
Median	-0.01
StdDev	0.51
Min	-0.99
Max	1.37
Skew	0.67
Kurt	0.94

Identifier
Z_CT_Cond

	Messwert
N	45
Mean	0.00
Median	0.01
StdDev	0.13
Min	-0.33
Max	0.29
Skew	-0.03
Kurt	0.31

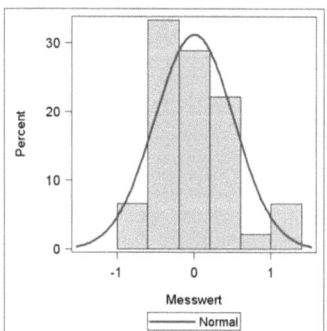
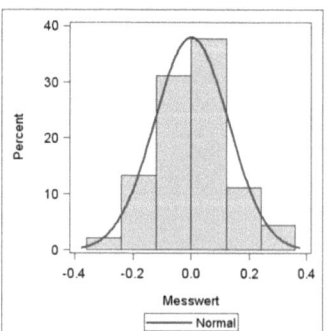

ANHANG: Ergebnisse der statistischen Auswertung

Identifier
Z_CT_Gn

	Messwert
N	45
Mean	-0.00
Median	0.00
StdDev	0.17
Min	-0.59
Max	0.43
Skew	-0.66
Kurt	3.31

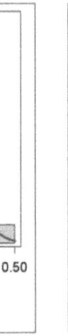

Identifier
Z_CT_Islo

	Messwert
N	45
Mean	-0.00
Median	-0.02
StdDev	0.24
Min	-0.89
Max	0.79
Skew	-0.07
Kurt	5.52

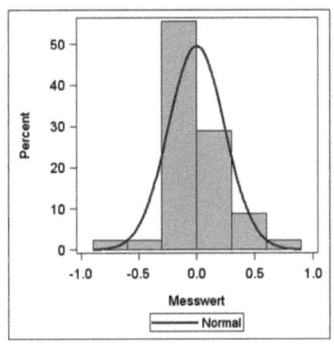

Identifier
Z_CT_Islu

	Messwert
N	45
Mean	-0.00
Median	-0.01
StdDev	0.29
Min	-0.56
Max	1.15
Skew	1.61
Kurt	5.75

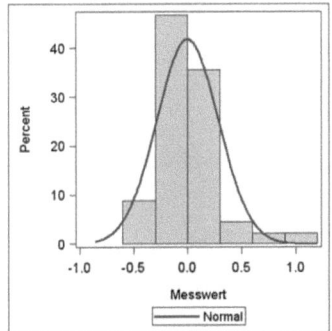

Identifier
Z_CT_Li

	Messwert
N	45
Mean	0.00
Median	0.03
StdDev	0.26
Min	-0.74
Max	0.47
Skew	-0.66
Kurt	0.62

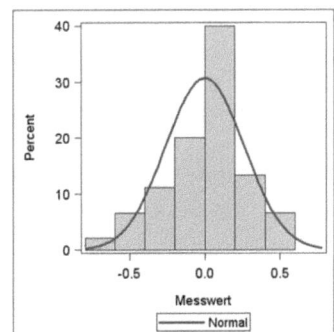

- 145 -

ANHANG: Ergebnisse der statistischen Auswertung

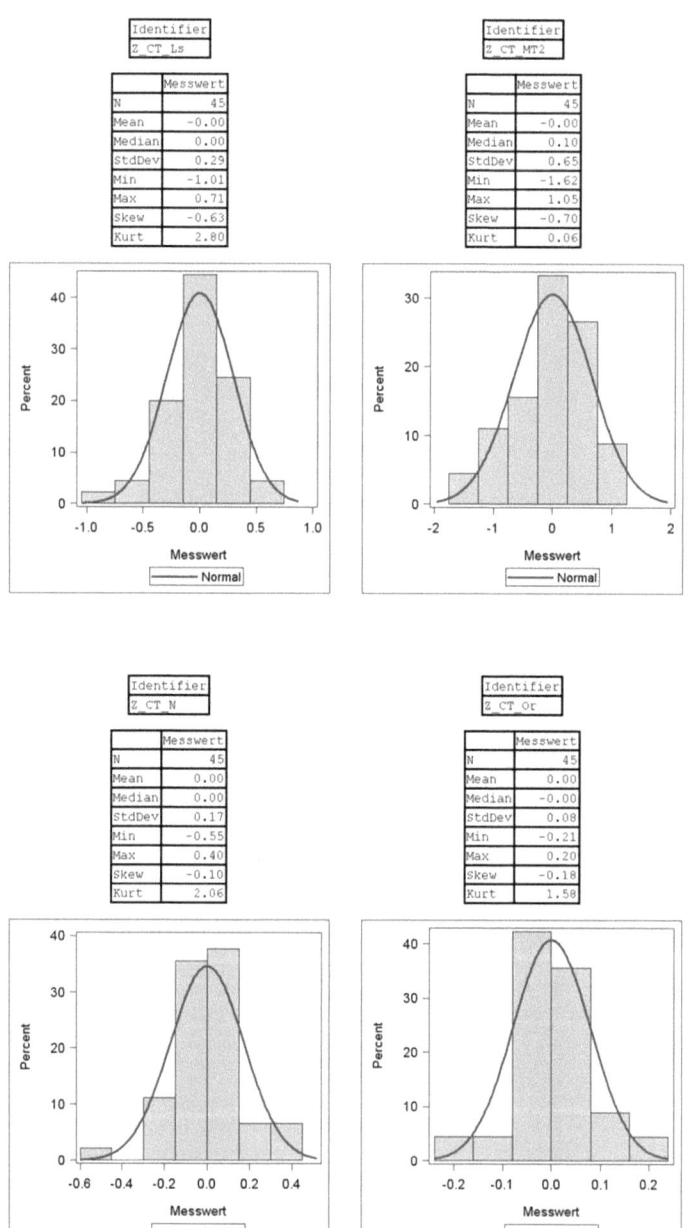

ANHANG: Ergebnisse der statistischen Auswertung

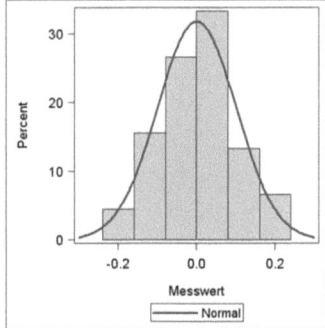

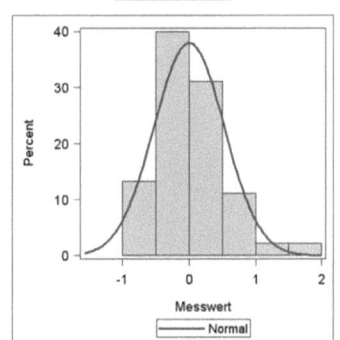

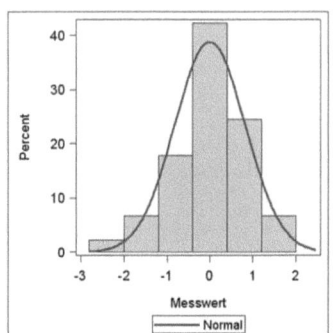

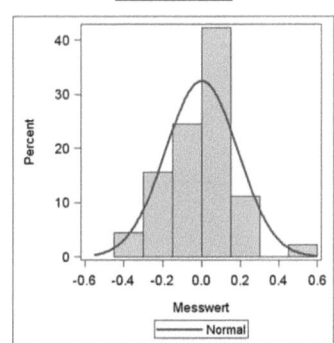

ANHANG: Ergebnisse der statistischen Auswertung

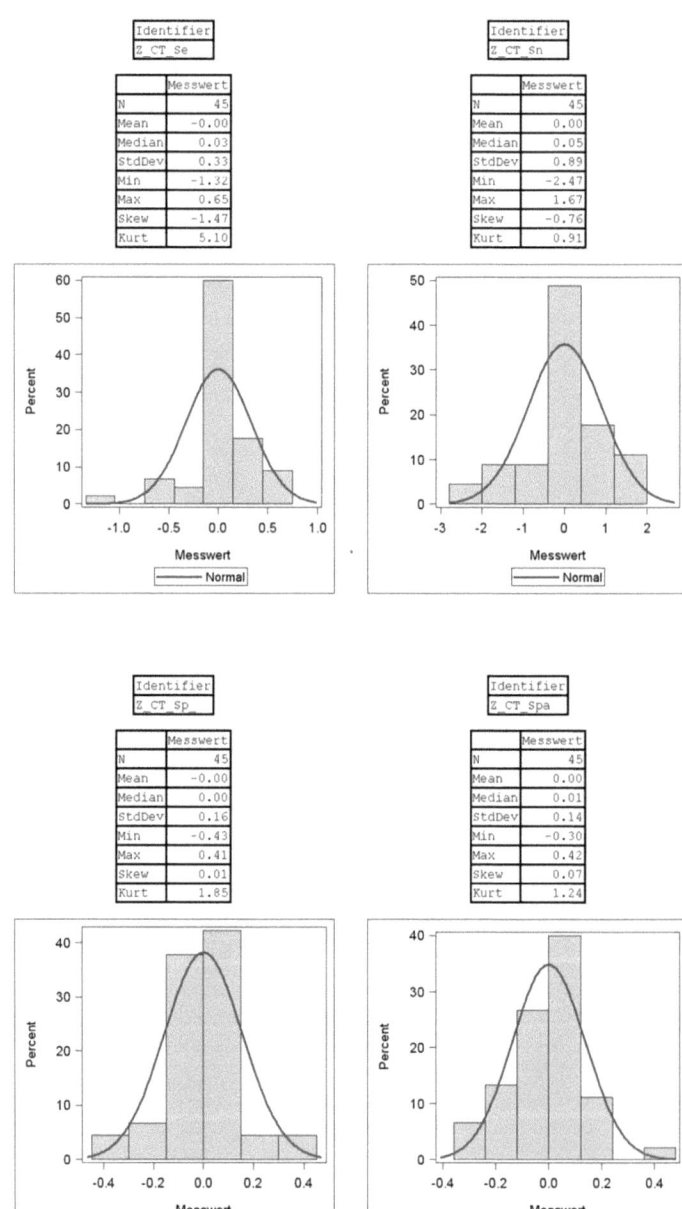

ANHANG: Ergebnisse der statistischen Auswertung

Identifier
Z_CT_Spp

	Messwert
N	45
Mean	0.00
Median	0.04
StdDev	0.60
Min	-1.39
Max	2.67
Skew	1.76
Kurt	8.67

Identifier
Z_CT_Spp

	Messwert
N	44
Mean	-0.06
Median	0.04
StdDev	0.44
Min	-1.39
Max	0.81
Skew	-0.53
Kurt	1.13

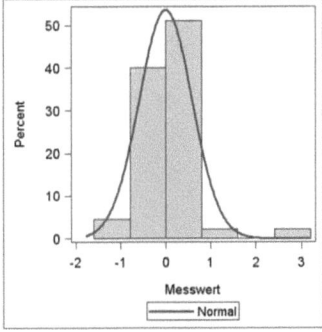

ID	Method	x_orig	x_outlier	times_SD
LW	CT	-20.8414	2.66606	4.48025

Identifier
Z_CT_T1

	Messwert
N	45
Mean	-0.00
Median	0.00
StdDev	0.60
Min	-1.87
Max	1.39
Skew	-0.80
Kurt	2.05

Identifier
Z_CT_T2_MT1

	Messwert
N	45
Mean	0.00
Median	-0.04
StdDev	0.74
Min	-1.27
Max	3.99
Skew	3.58
Kurt	19.79

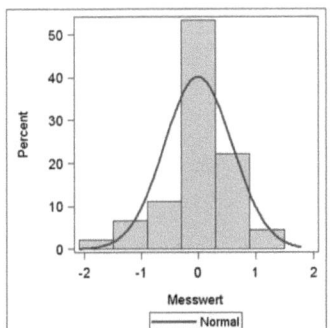
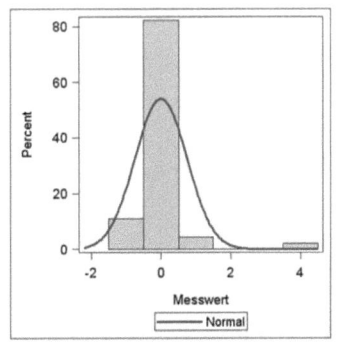

ID	Method	x_orig	x_outlier	times_SD
LW	CT	-69.5517	3.99362	5.41759

ANHANG: Ergebnisse der statistischen Auswertung

Identifier
Z_CT_T2_MT1

	Messwert
N	44
Mean	-0.09
Median	-0.04
StdDev	0.42
Min	-1.27
Max	0.95
Skew	-0.45
Kurt	1.57

Identifier
Z_CT_hPCond

	Messwert
N	45
Mean	0.00
Median	-0.05
StdDev	0.34
Min	-0.64
Max	0.93
Skew	0.62
Kurt	0.38

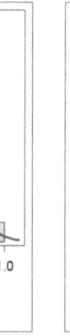
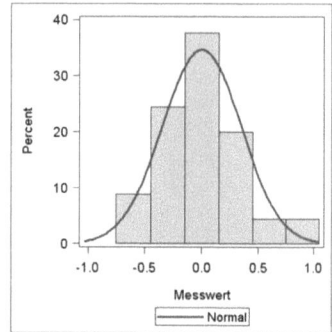

Identifier
Z_CT_hPOcP

	Messwert
N	45
Mean	-0.00
Median	0.00
StdDev	0.55
Min	-1.86
Max	1.73
Skew	-0.08
Kurt	3.57

Identifier
Z_CT_tGo

	Messwert
N	45
Mean	0.00
Median	-0.04
StdDev	0.36
Min	-0.53
Max	1.51
Skew	1.74
Kurt	5.63

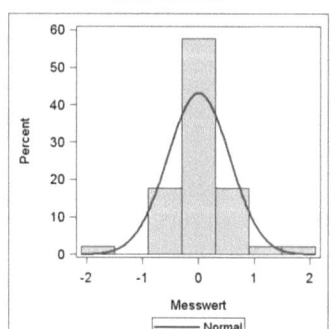
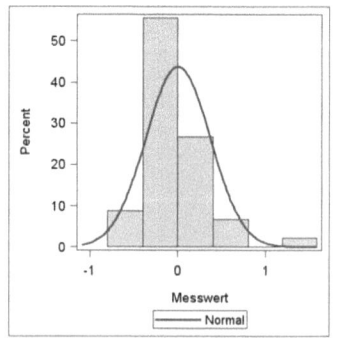

ID	Method	x_orig	x_outlier	times_SD
LW	CT	-67.7499	1.51078	4.14465

ANHANG: Ergebnisse der statistischen Auswertung

Identifier
Z_CT_tGo

	Messwert
N	44
Mean	-0.03
Median	-0.05
StdDev	0.29
Min	-0.53
Max	0.73
Skew	0.49
Kurt	0.09

Identifier
Z_CT_tGoS

	Messwert
N	45
Mean	0.00
Median	-0.07
StdDev	0.35
Min	-0.53
Max	1.50
Skew	1.84
Kurt	6.31

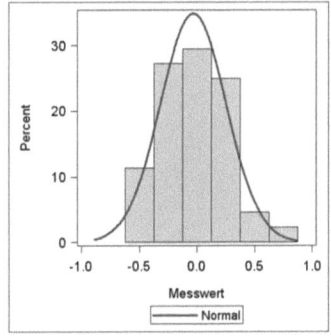
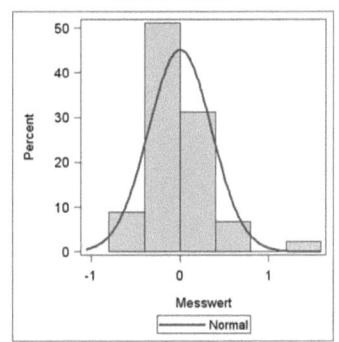

ID	Method	x_orig	x_outlier	times_SD
LW	CT	-67.8606	1.49768	4.23079

Identifier
Z_CT_tGoS

	Messwert
N	44
Mean	-0.03
Median	-0.08
StdDev	0.27
Min	-0.53
Max	0.74
Skew	0.48
Kurt	0.32

Identifier
Z_CT_vPOK

	Messwert
N	45
Mean	-0.00
Median	0.01
StdDev	0.14
Min	-0.34
Max	0.38
Skew	0.23
Kurt	1.16

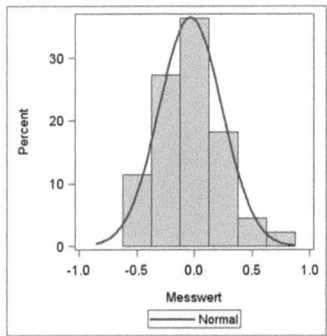
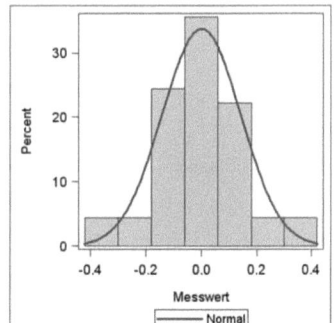

ANHANG: Ergebnisse der statistischen Auswertung

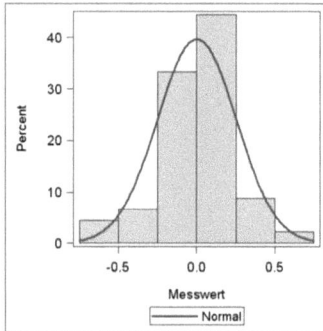

ANHANG: Ergebnisse der statistischen Auswertung

10.2.5. Streuung der Strecken im FRS

Identifier
1o NA

	Messwert
N	18
Mean	-0.00
Median	0.00
StdDev	0.67
Min	-1.65
Max	1.65
Skew	0.00
Kurt	3.15

Identifier
1u NB

	Messwert
N	18
Mean	0.00
Median	0.00
StdDev	0.20
Min	-0.46
Max	0.46
Skew	0.00
Kurt	1.30

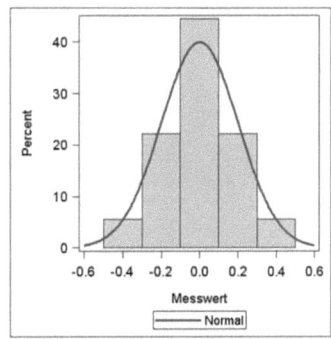

ANHANG: Ergebnisse der statistischen Auswertung

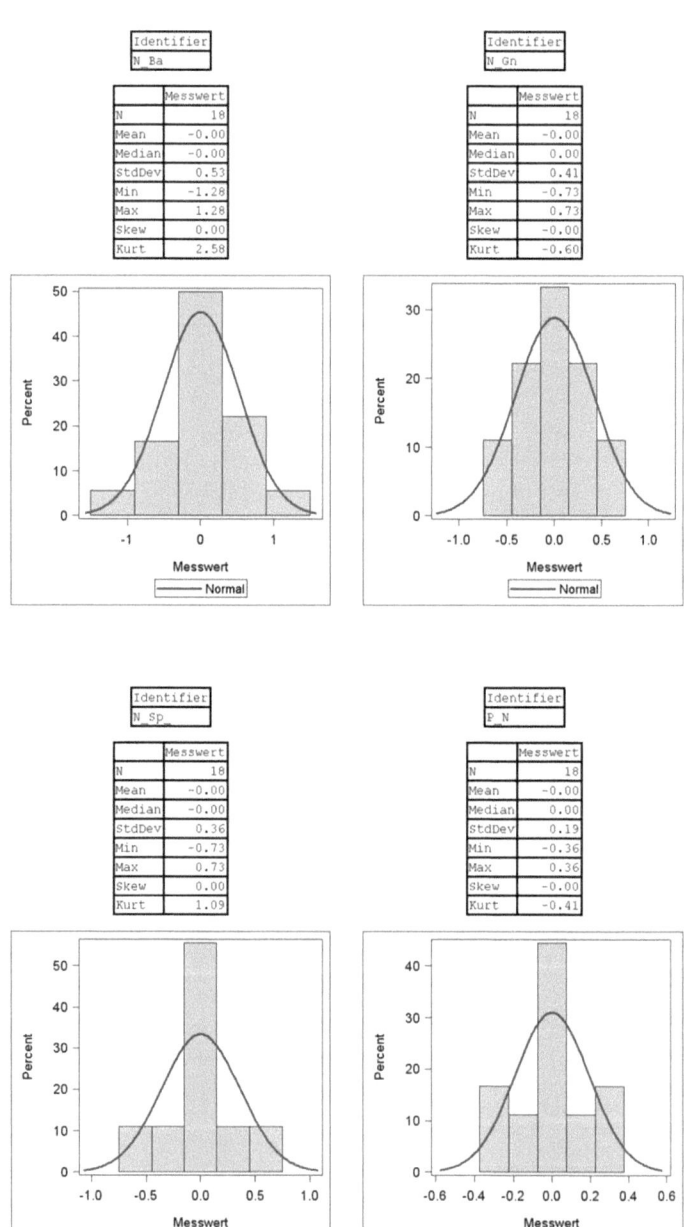

ANHANG: Ergebnisse der statistischen Auswertung

Identifier
P_Or

	Messwert
N	18
Mean	-0.00
Median	-0.00
StdDev	0.31
Min	-0.58
Max	0.57
Skew	-0.00
Kurt	-0.31

Identifier
Pog_NB

	Messwert
N	18
Mean	0.00
Median	0.00
StdDev	0.24
Min	-0.66
Max	0.67
Skew	0.00
Kurt	5.97

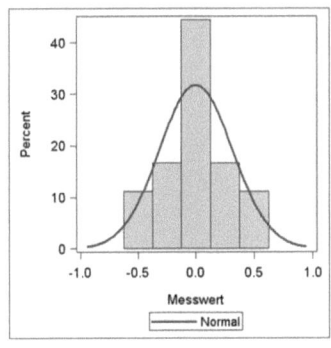
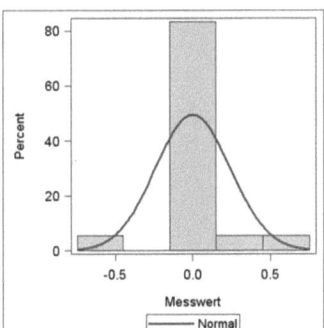

Identifier
S_Ar

	Messwert
N	18
Mean	0.00
Median	0.00
StdDev	0.29
Min	-0.72
Max	0.72
Skew	-0.00
Kurt	3.07

Identifier
S_Ba

	Messwert
N	18
Mean	-0.00
Median	0.00
StdDev	0.62
Min	-1.57
Max	1.56
Skew	-0.00
Kurt	3.62

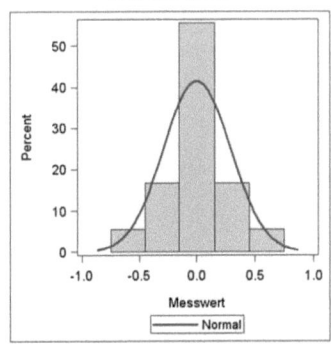
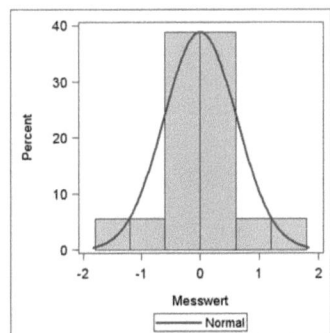

ANHANG: Ergebnisse der statistischen Auswertung

Identifier
S_hPCond

	Messwert
N	18
Mean	-0.00
Median	0.00
StdDev	0.66
Min	-1.14
Max	1.13
Skew	-0.00
Kurt	-0.32

Identifier
S_tGo

	Messwert
N	18
Mean	-0.00
Median	0.00
StdDev	0.34
Min	-0.72
Max	0.72
Skew	-0.00
Kurt	0.49

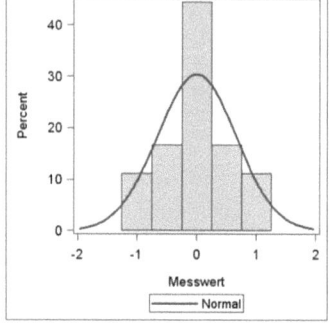
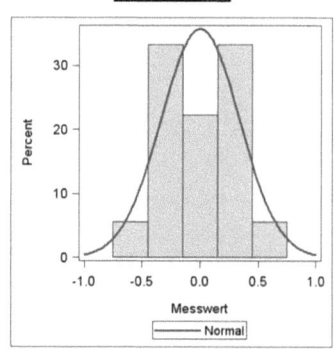

Identifier
S_tGoS

	Messwert
N	18
Mean	0.00
Median	0.00
StdDev	0.35
Min	-0.81
Max	0.81
Skew	-0.00
Kurt	1.35

Identifier
Se_N

	Messwert
N	18
Mean	-0.00
Median	0.00
StdDev	0.69
Min	-1.33
Max	1.33
Skew	0.00
Kurt	-0.22

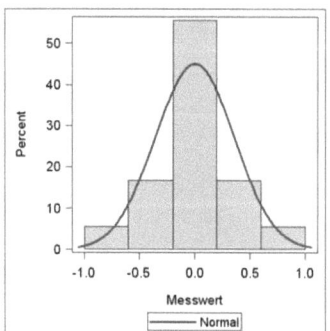
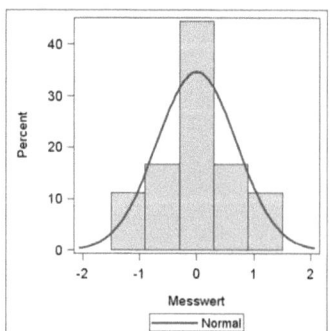

ANHANG: Ergebnisse der statistischen Auswertung

Identifier
Sp_Gn

	Messwert
N	18
Mean	-0.00
Median	-0.00
StdDev	0.29
Min	-0.47
Max	0.47
Skew	0.00
Kurt	-1.29

Identifier
Spa_spp

	Messwert
N	18
Mean	-0.00
Median	0.00
StdDev	1.05
Min	-1.91
Max	1.91
Skew	0.00
Kurt	0.16

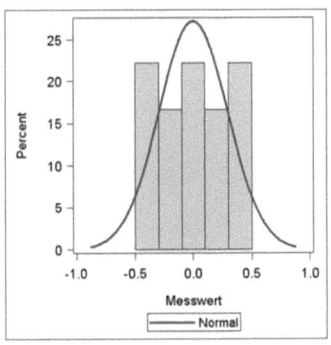
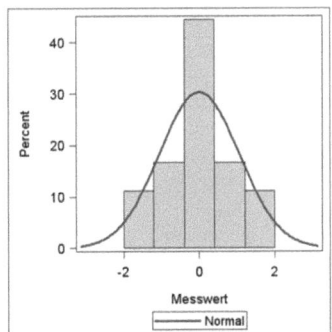

Identifier
vPOK_spp

	Messwert
N	18
Mean	0.00
Median	0.00
StdDev	1.15
Min	-1.96
Max	1.97
Skew	0.00
Kurt	0.12

Identifier
vPUKS_tGoS

	Messwert
N	18
Mean	0.00
Median	0.00
StdDev	0.33
Min	-0.72
Max	0.72
Skew	0.00
Kurt	1.10

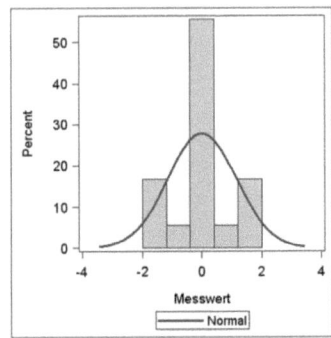
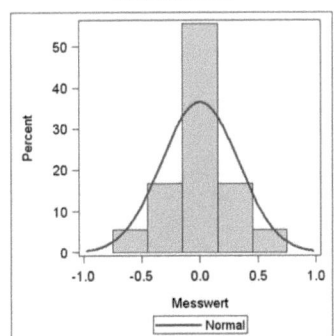

ANHANG: Ergebnisse der statistischen Auswertung

10.2.6. Streuung der Strecken im CT

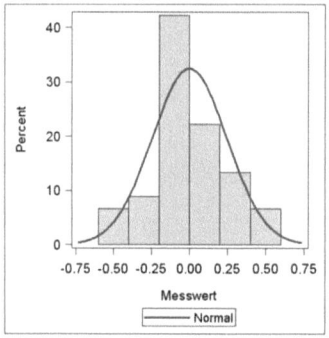
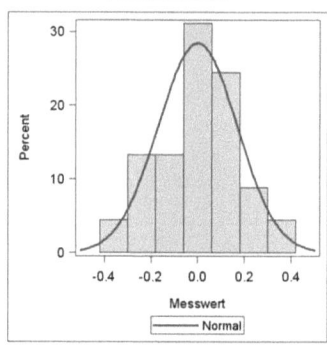

ANHANG: Ergebnisse der statistischen Auswertung

Identifier
N_Ba

	Messwert
N	45
Mean	-0.00
Median	-0.00
StdDev	0.17
Min	-0.41
Max	0.41
Skew	-0.16
Kurt	0.20

Identifier
N_Gn

	Messwert
N	45
Mean	-0.00
Median	-0.04
StdDev	0.26
Min	-0.64
Max	0.71
Skew	0.41
Kurt	1.05

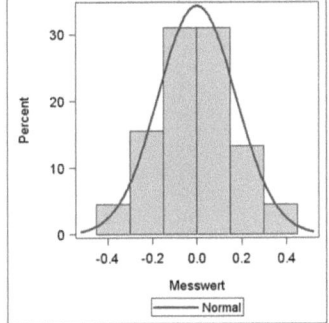
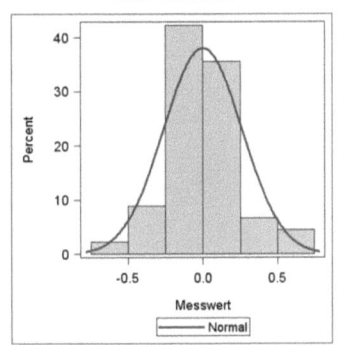

Identifier
N_Sp

	Messwert
N	45
Mean	-0.00
Median	-0.01
StdDev	0.21
Min	-0.56
Max	0.47
Skew	0.03
Kurt	0.52

Identifier
P_N

	Messwert
N	45
Mean	-0.00
Median	0.02
StdDev	0.22
Min	-0.92
Max	0.33
Skew	-1.63
Kurt	5.67

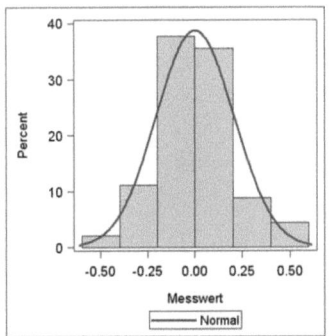
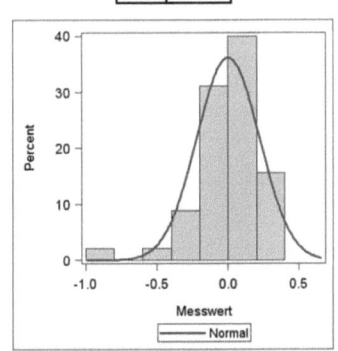

ID	Method	x_orig	x_outlier	times_SD
SD	CT	94.942	0.91566	-4.15383

ANHANG: Ergebnisse der statistischen Auswertung

Identifier
P_N

	Messwert
N	44
Mean	0.02
Median	0.03
StdDev	0.17
Min	-0.42
Max	0.33
Skew	-0.23
Kurt	-0.10

Identifier
P_Or

	Messwert
N	45
Mean	-0.00
Median	-0.01
StdDev	0.48
Min	-0.88
Max	1.06
Skew	0.09
Kurt	-0.45

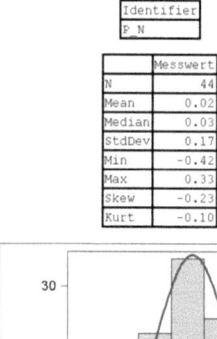
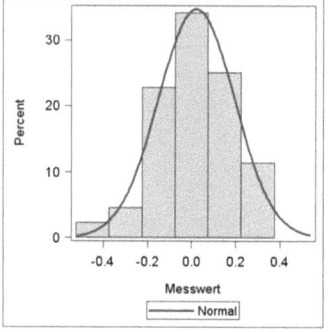
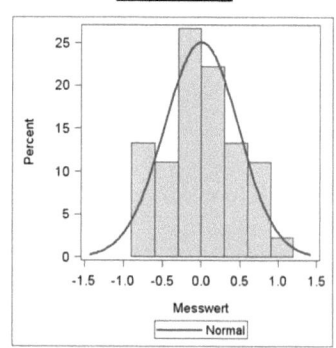

Identifier
Pog_NB

	Messwert
N	45
Mean	0.00
Median	0.02
StdDev	0.14
Min	-0.44
Max	0.24
Skew	-0.94
Kurt	2.25

Identifier
S_Ar

	Messwert
N	45
Mean	-0.00
Median	-0.03
StdDev	0.55
Min	-1.61
Max	2.65
Skew	2.17
Kurt	13.24

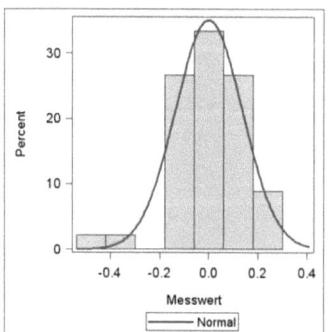
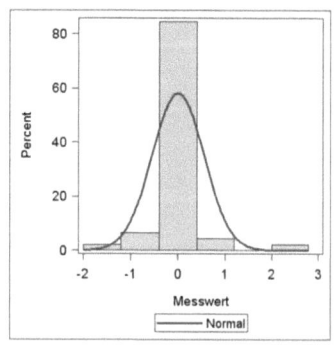

ID	Method	x_orig	x_outlier	times_SD
RR	CT	30.7309	2.65126	4.82008

ANHANG: Ergebnisse der statistischen Auswertung

Identifier
S_Ar

	Messwert
N	44
Mean	-0.06
Median	-0.03
StdDev	0.38
Min	-1.61
Max	1.01
Skew	-1.06
Kurt	6.94

Identifier
S_Ba

	Messwert
N	45
Mean	0.00
Median	-0.00
StdDev	0.17
Min	-0.45
Max	0.46
Skew	0.08
Kurt	0.65

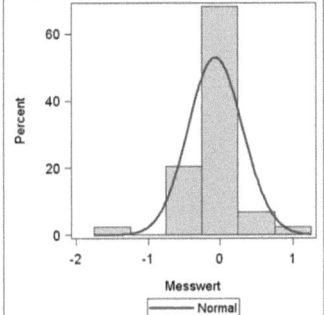
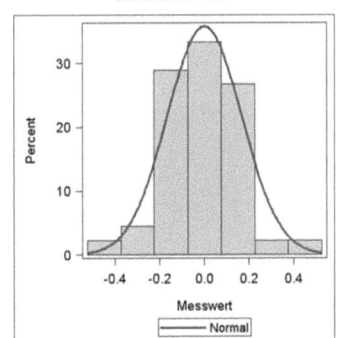

Identifier
S_hPCond

	Messwert
N	45
Mean	0.00
Median	-0.01
StdDev	0.35
Min	-0.98
Max	0.80
Skew	-0.30
Kurt	0.65

Identifier
S_tGo

	Messwert
N	45
Mean	0.00
Median	-0.01
StdDev	0.37
Min	-1.29
Max	0.69
Skew	-0.95
Kurt	2.56

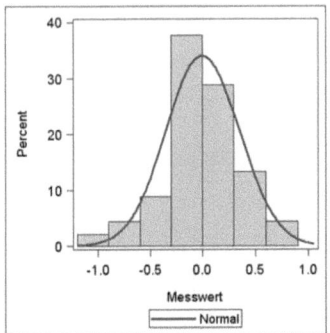
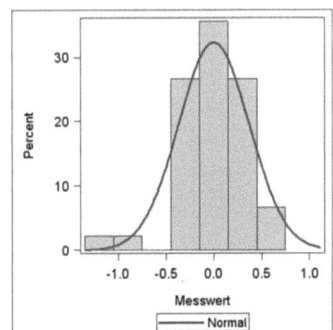

ANHANG: Ergebnisse der statistischen Auswertung

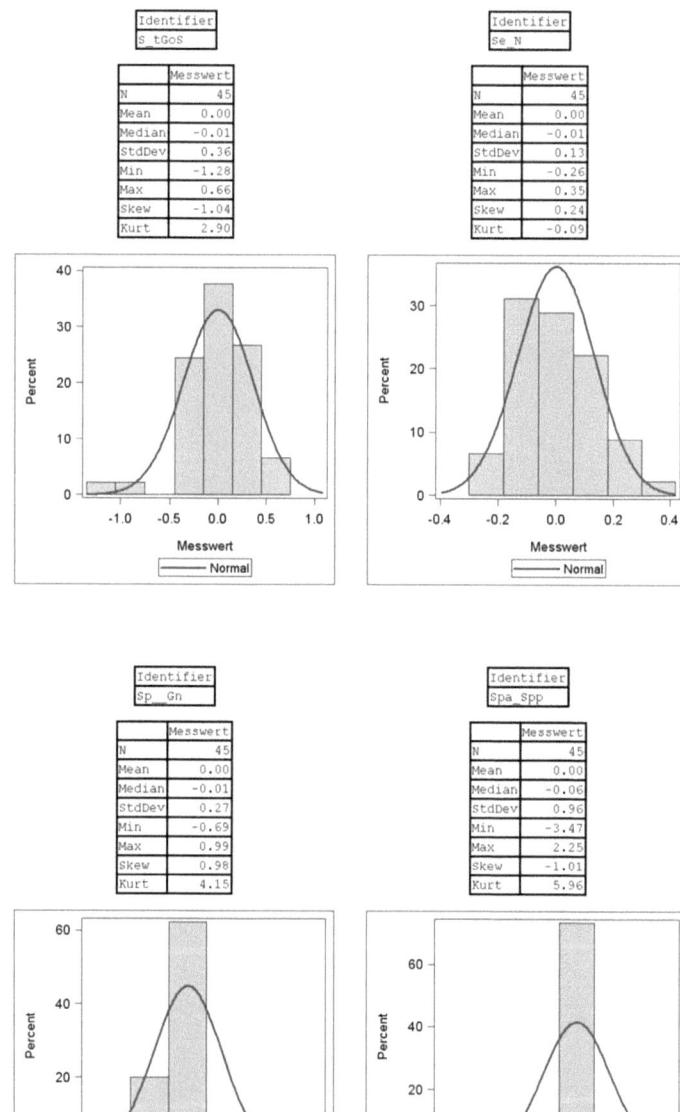

ANHANG: Ergebnisse der statistischen Auswertung

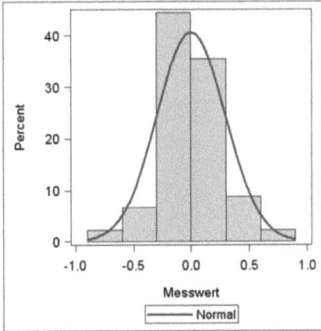
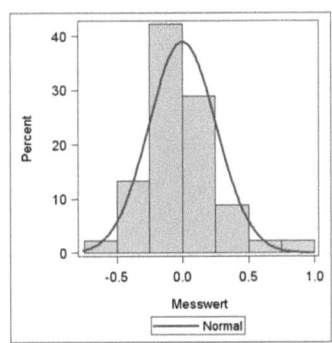

10.2.7. Streuung der Winkel im FRS

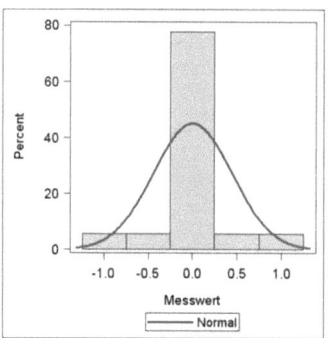

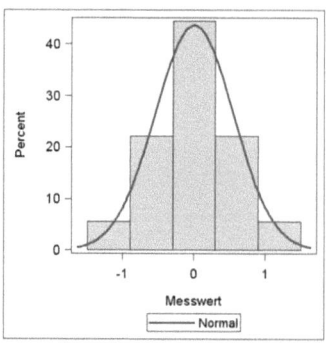

ANHANG: Ergebnisse der statistischen Auswertung

Identifier	
B_Pog_Gn_tGoS	

	Messwert
N	18
Mean	-0.00
Median	0.00
StdDev	1.23
Min	-2.31
Max	2.31
Skew	0.00
Kurt	-0.62

Identifier	
CoTg_Sn_Ls	

	Messwert
N	18
Mean	0.00
Median	-0.00
StdDev	2.31
Min	-6.21
Max	6.21
Skew	0.00
Kurt	5.16

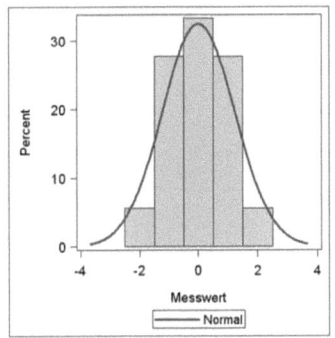
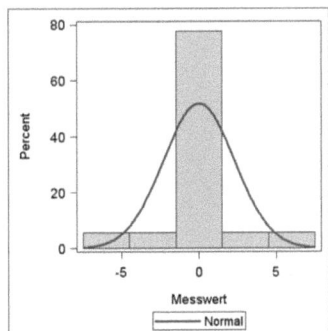

Identifier	
Li_Pog_zu_N_B	

	Messwert
N	18
Mean	0.00
Median	-0.00
StdDev	0.28
Min	-0.72
Max	0.72
Skew	0.00
Kurt	3.67

Identifier	
ML_NL_mod	

	Messwert
N	18
Mean	0.00
Median	0.00
StdDev	0.51
Min	-0.89
Max	0.89
Skew	0.00
Kurt	-1.14

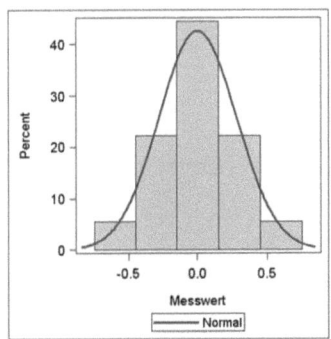
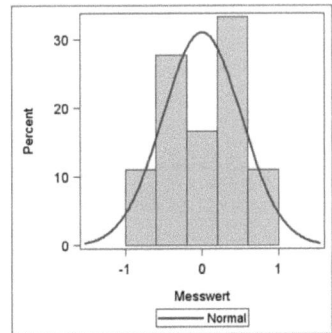

ANHANG: Ergebnisse der statistischen Auswertung

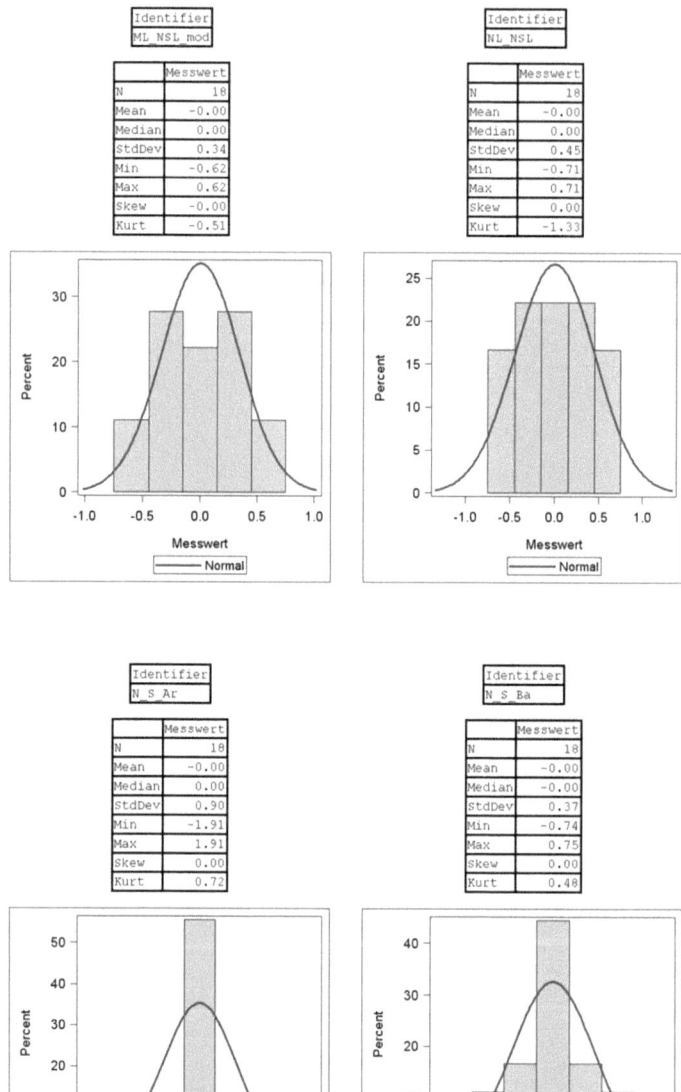

ANHANG: Ergebnisse der statistischen Auswertung

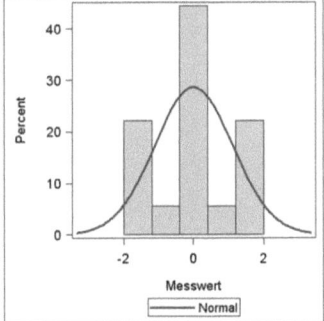

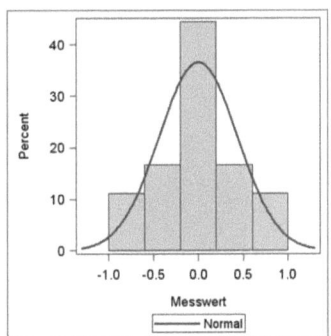

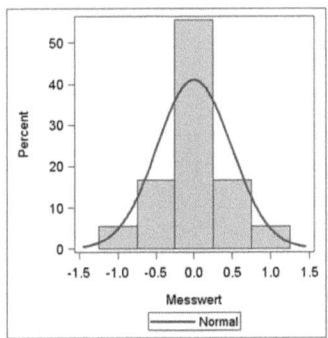

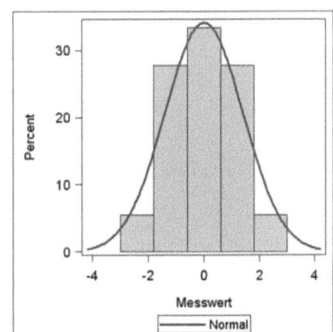

ANHANG: Ergebnisse der statistischen Auswertung

Identifier
OK1_UK1

	Messwert
N	18
Mean	0.00
Median	0.00
StdDev	1.16
Min	-2.35
Max	2.35
Skew	-0.00
Kurt	-0.06

Identifier
OK1_zu_S_N

	Messwert
N	18
Mean	0.00
Median	-0.00
StdDev	1.26
Min	-2.46
Max	2.46
Skew	0.00
Kurt	-0.37

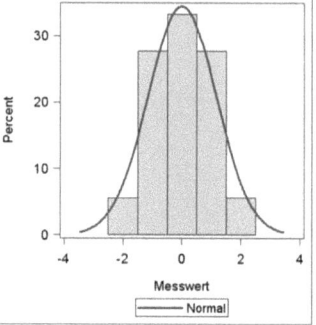
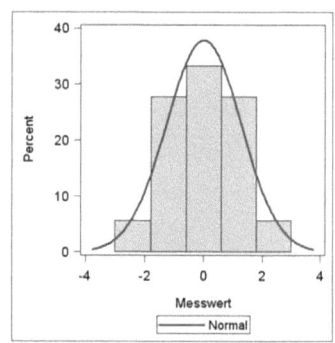

Identifier
P_Or_zu_S_N

	Messwert
N	18
Mean	0.00
Median	0.00
StdDev	0.39
Min	-0.79
Max	0.79
Skew	0.00
Kurt	1.21

Identifier
P_Or_zu_Spa_Spp

	Messwert
N	18
Mean	0.00
Median	-0.00
StdDev	0.36
Min	-0.64
Max	0.63
Skew	-0.00
Kurt	-0.19

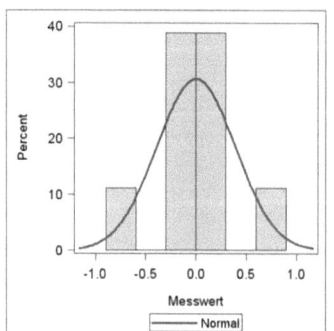
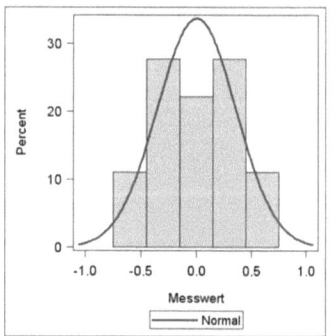

ANHANG: Ergebnisse der statistischen Auswertung

Identifier
S_Ar_tGo

	Messwert
N	18
Mean	-0.00
Median	-0.00
StdDev	1.20
Min	-2.87
Max	2.86
Skew	-0.00
Kurt	2.17

Identifier
S_N_A

	Messwert
N	18
Mean	-0.00
Median	-0.00
StdDev	0.24
Min	-0.51
Max	0.51
Skew	-0.00
Kurt	0.50

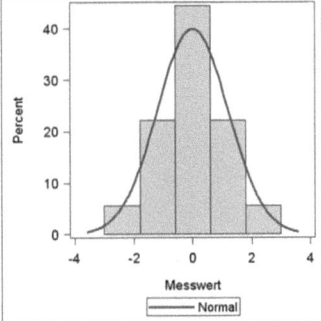
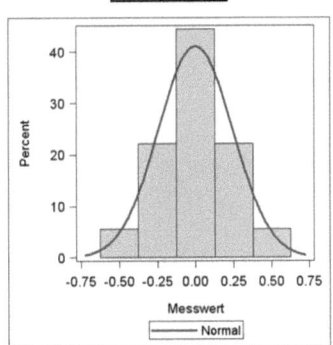

Identifier
S_N_ADP_hPOcP

	Messwert
N	18
Mean	0.00
Median	0.00
StdDev	0.64
Min	-1.35
Max	1.35
Skew	-0.00
Kurt	0.83

Identifier
S_N_B

	Messwert
N	18
Mean	0.00
Median	-0.00
StdDev	0.30
Min	-0.69
Max	0.68
Skew	-0.00
Kurt	1.82

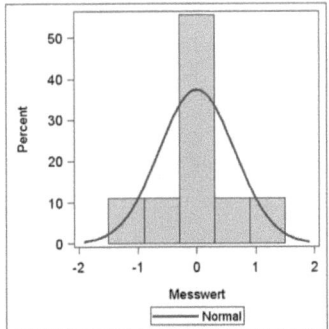
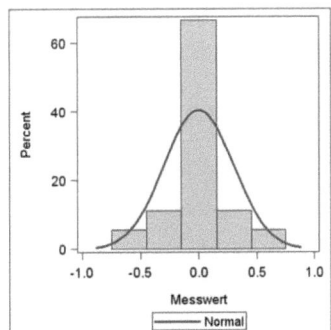

ANHANG: Ergebnisse der statistischen Auswertung

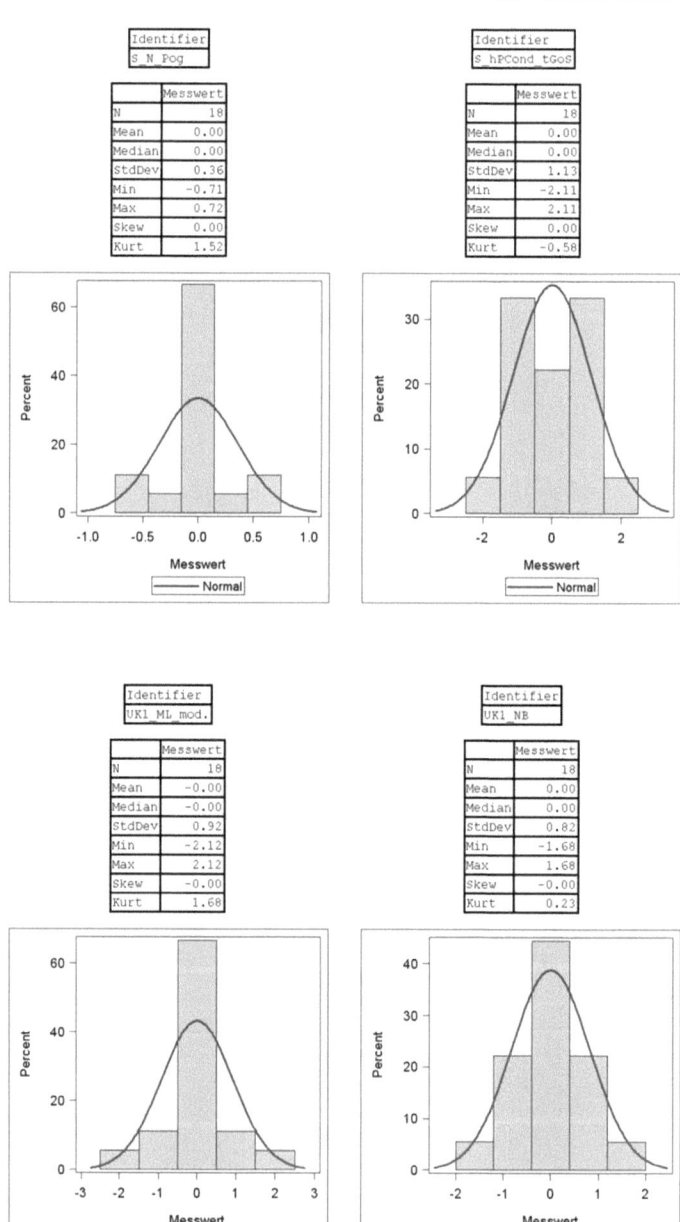

ANHANG: Ergebnisse der statistischen Auswertung

Identifier
hPCond_tGoS_Gn

	Messwert
N	18
Mean	0.00
Median	0.00
StdDev	0.55
Min	-1.20
Max	1.19
Skew	-0.00
Kurt	1.49

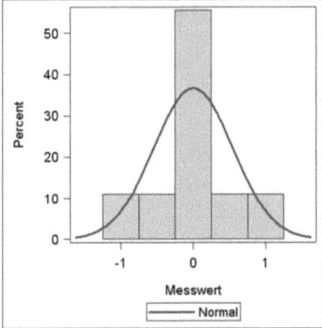

ANHANG: Ergebnisse der statistischen Auswertung

10.2.8. Streuung der Winkel im CT

Identifier
A_N_B

	Messwert
N	45
Mean	0.00
Median	-0.00
StdDev	0.13
Min	-0.47
Max	0.33
Skew	-0.71
Kurt	2.85

Identifier
Ar_tGo_Gn

	Messwert
N	45
Mean	0.00
Median	-0.04
StdDev	0.38
Min	-0.67
Max	0.98
Skew	0.39
Kurt	-0.01

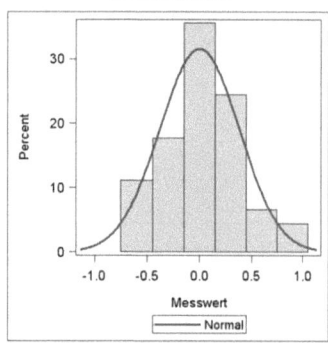

ANHANG: Ergebnisse der statistischen Auswertung

Identifier
B_Pog_Gn_tGoS

	Messwert
N	45
Mean	0.00
Median	0.03
StdDev	0.84
Min	-2.01
Max	1.69
Skew	-0.17
Kurt	-0.10

Identifier
CoTg_Sn_Ls

	Messwert
N	45
Mean	0.00
Median	0.01
StdDev	2.64
Min	-8.48
Max	6.65
Skew	-0.32
Kurt	2.39

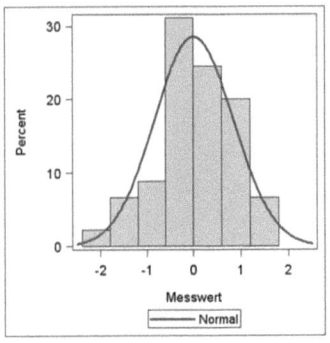
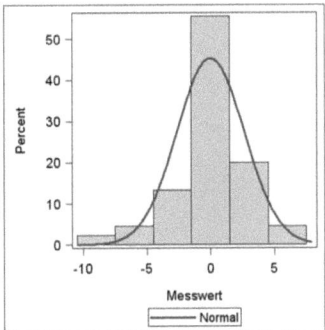

Identifier
Li_Pog_zu_N_B

	Messwert
N	45
Mean	0.00
Median	0.04
StdDev	0.87
Min	-3.15
Max	1.94
Skew	-1.00
Kurt	4.26

Identifier
ML_NL_mod

	Messwert
N	45
Mean	0.00
Median	-0.04
StdDev	0.79
Min	-3.17
Max	1.93
Skew	-1.04
Kurt	4.99

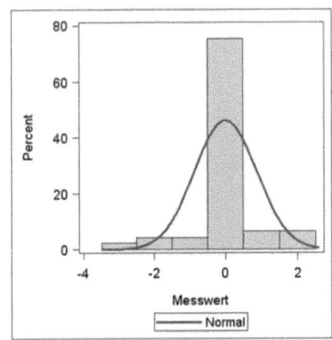
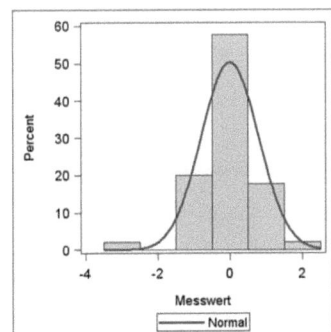

ANHANG: Ergebnisse der statistischen Auswertung

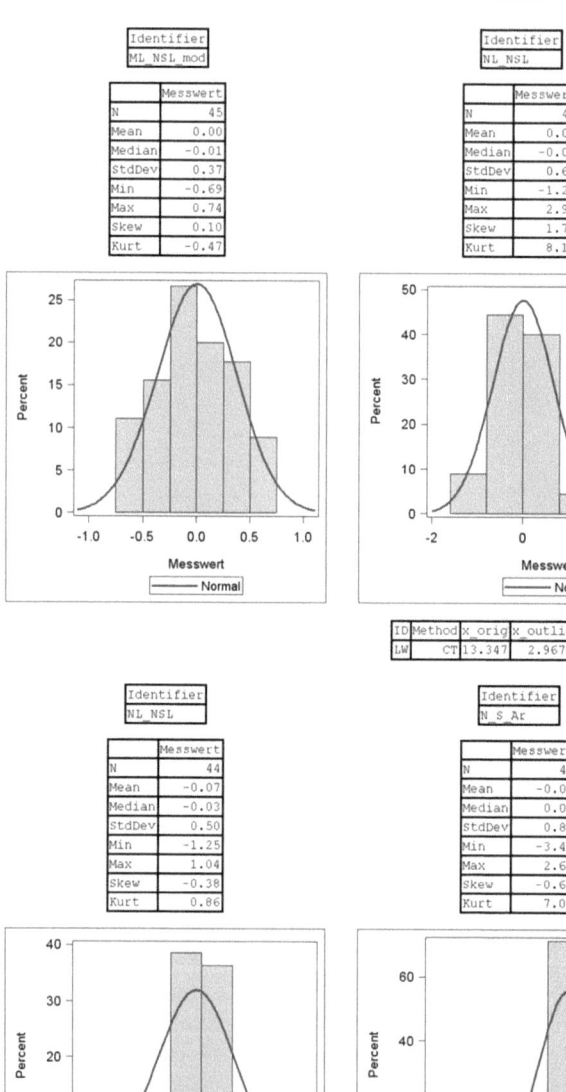

ANHANG: Ergebnisse der statistischen Auswertung

Identifier	
N S Ar	

Messwert	
N	44
Mean	0.08
Median	0.01
StdDev	0.69
Min	-1.29
Max	2.66
Skew	1.47
Kurt	4.77

Identifier	
N S Ba	

Messwert	
N	45
Mean	-0.00
Median	0.05
StdDev	0.49
Min	-1.18
Max	1.34
Skew	0.21
Kurt	0.65

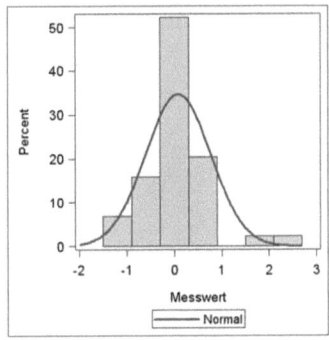
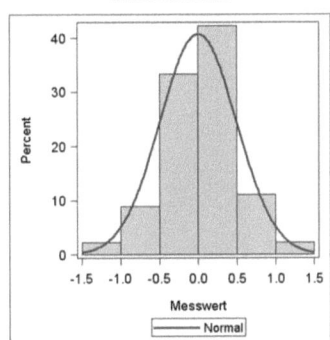

Identifier	
N S hPCond	

Messwert	
N	45
Mean	-0.00
Median	0.03
StdDev	0.53
Min	-0.98
Max	0.95
Skew	0.05
Kurt	-1.04

Identifier	
N tGoS hPCond	

Messwert	
N	45
Mean	0.00
Median	0.01
StdDev	0.24
Min	-0.50
Max	0.72
Skew	0.56
Kurt	0.76

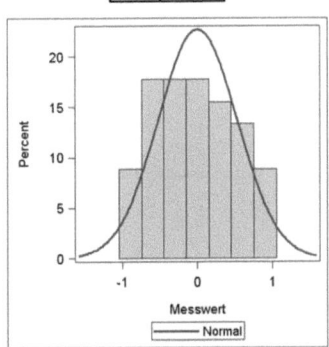
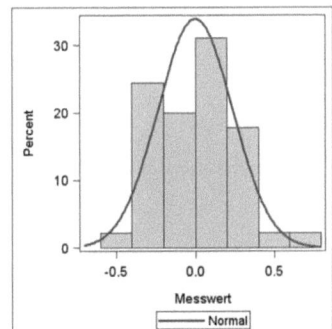

ANHANG: Ergebnisse der statistischen Auswertung

Identifier
N_tGo_Ar

	Messwert
N	45
Mean	-0.00
Median	0.01
StdDev	0.22
Min	-0.72
Max	0.54
Skew	-0.47
Kurt	2.08

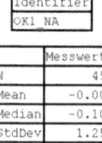

	Messwert
N	45
Mean	-0.00
Median	-0.10
StdDev	1.25
Min	-4.46
Max	2.33
Skew	-1.07
Kurt	2.87

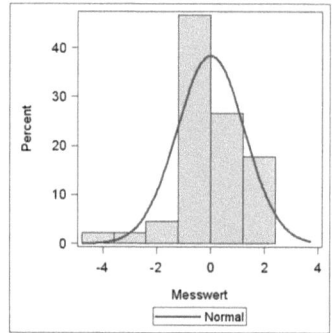

Identifier
OK1_UK1

	Messwert
N	45
Mean	0.00
Median	-0.26
StdDev	1.97
Min	-4.24
Max	6.97
Skew	0.93
Kurt	2.82

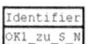

Identifier
OK1_zu_S_N

	Messwert
N	45
Mean	0.00
Median	-0.07
StdDev	1.24
Min	-4.50
Max	2.45
Skew	-1.01
Kurt	3.07

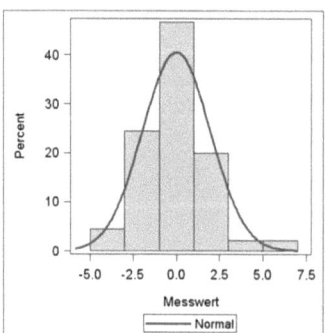
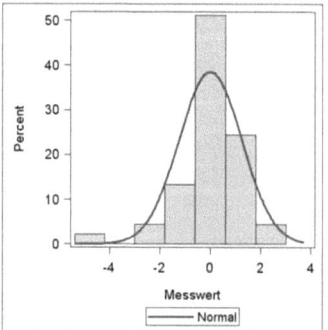

ANHANG: Ergebnisse der statistischen Auswertung

Identifier
P_Or_zu_S_N

	Messwert
N	45
Mean	0.00
Median	0.02
StdDev	0.23
Min	-0.64
Max	0.50
Skew	-0.38
Kurt	0.58

Identifier
P_Or_zu_Spa_Spp

	Messwert
N	45
Mean	0.00
Median	-0.01
StdDev	0.63
Min	-1.36
Max	2.83
Skew	1.88
Kurt	8.88

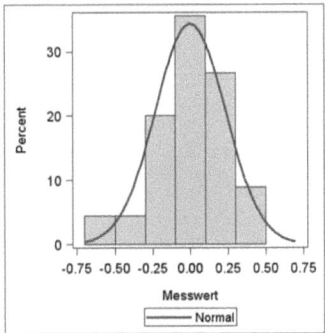

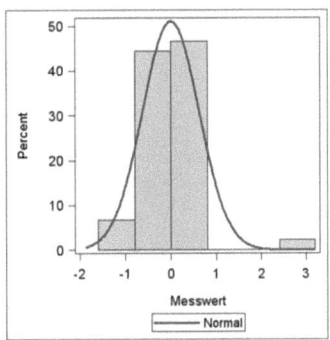

ID	Method	x_orig	x_outlier	times_SD
LW	CT	5.5855	2.83206	4.52887

Identifier
P_Or_zu_Spa_Spp

	Messwert
N	44
Mean	-0.06
Median	-0.03
StdDev	0.46
Min	-1.36
Max	0.77
Skew	-0.41
Kurt	0.48

Identifier
S_Ar_tGo

	Messwert
N	45
Mean	0.00
Median	0.09
StdDev	1.00
Min	-2.54
Max	4.52
Skew	1.49
Kurt	9.93

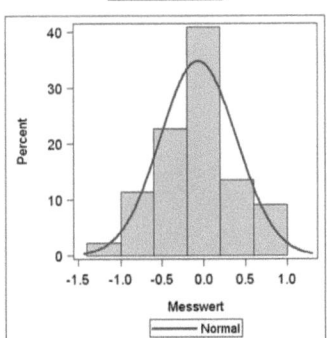

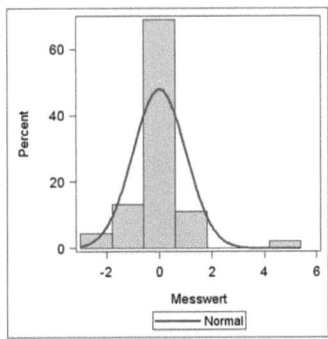

ID	Method	x_orig	x_outlier	times_SD
RR	CT	157.576	4.52068	4.52915

ANHANG: Ergebnisse der statistischen Auswertung

Identifier
S_Ar_tGo

	Messwert
N	44
Mean	-0.10
Median	0.06
StdDev	0.73
Min	-2.54
Max	1.23
Skew	-1.44
Kurt	3.57

Identifier
S_N_A

	Messwert
N	45
Mean	0.00
Median	-0.01
StdDev	0.26
Min	-0.53
Max	0.58
Skew	0.08
Kurt	-0.33

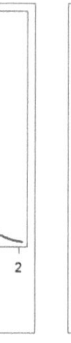
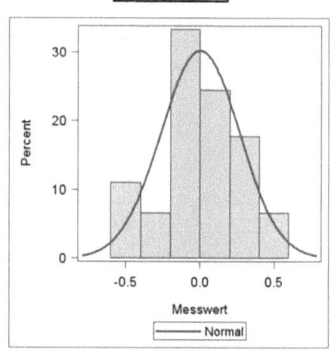

Identifier
S_N_ADP_hPOcP

	Messwert
N	45
Mean	-0.00
Median	0.00
StdDev	1.18
Min	-4.34
Max	3.34
Skew	-0.36
Kurt	4.56

Identifier
S_N_B

	Messwert
N	45
Mean	-0.00
Median	0.02
StdDev	0.21
Min	-0.45
Max	0.61
Skew	0.22
Kurt	0.50

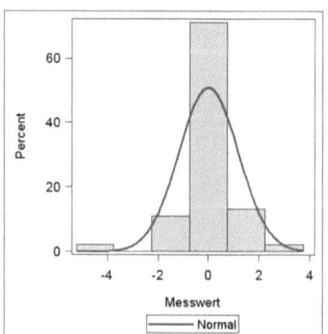
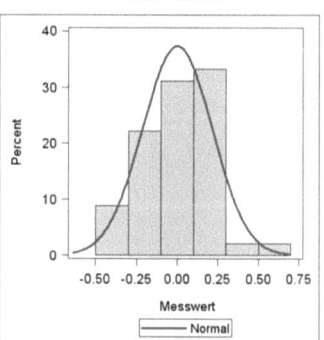

ANHANG: Ergebnisse der statistischen Auswertung

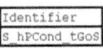

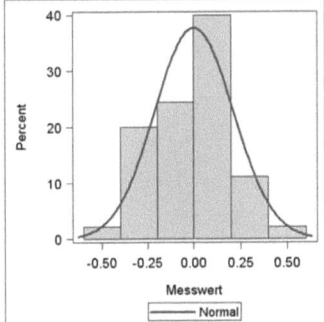

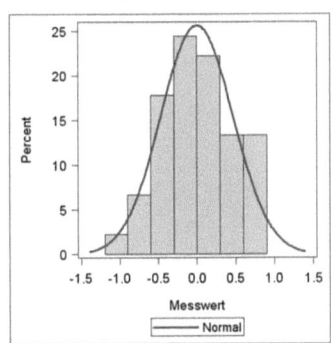

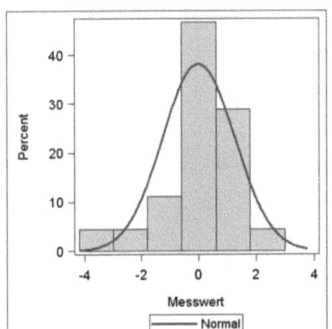

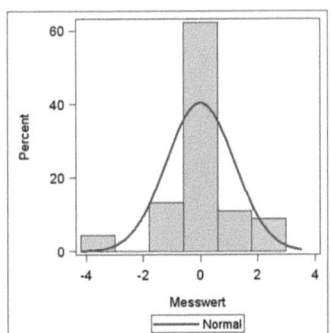

ANHANG: Ergebnisse der statistischen Auswertung

Identifier
hPCond_tGOS_Gn

	Messwert
N	45
Mean	0.00
Median	0.03
StdDev	0.43
Min	-0.96
Max	1.19
Skew	0.61
Kurt	1.16

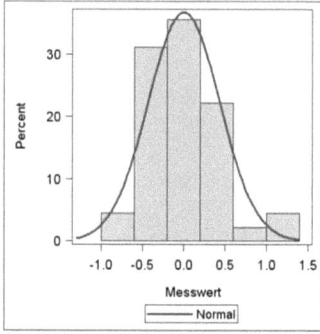

ANHANG: Ergebnisse der statistischen Auswertung

10.2.9. Darstellung intraserieller Standardabweichungen für Strecken

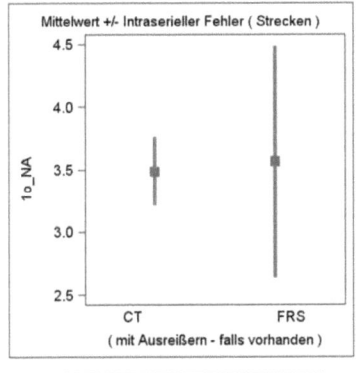

Strecken	Methode	Mittelwert	SD
1o_NA	CT	3.48632	0.27179
1o_NA	FRS	3.56333	0.92620

Strecken	Methode	Mittelwert	SD
1u_NB	CT	1.52074	0.18628
1u_NB	FRS	2.01611	0.27482

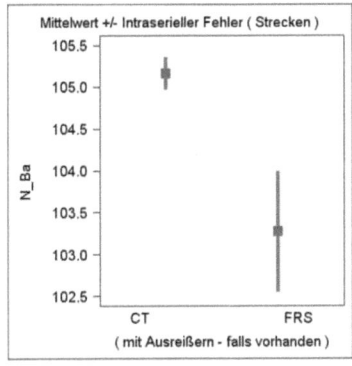

Strecken	Methode	Mittelwert	SD
N_Ba	CT	105.166	0.19256
N_Ba	FRS	103.273	0.72432

Strecken	Methode	Mittelwert	SD
N_Gn	CT	117.365	0.28999
N_Gn	FRS	115.633	0.57004

ANHANG: Ergebnisse der statistischen Auswertung

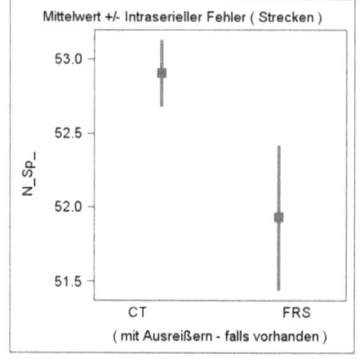

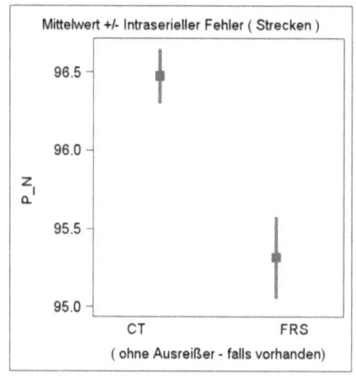

ANHANG: Ergebnisse der statistischen Auswertung

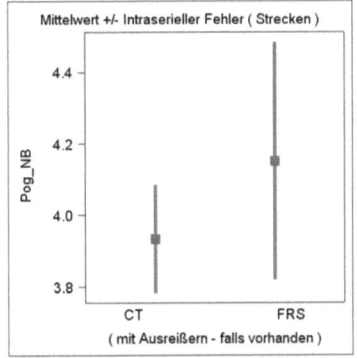

Strecken	Methode	Mittelwert	SD
Pog_NB	CT	3.93453	0.15117
Pog_NB	FRS	4.15167	0.33269

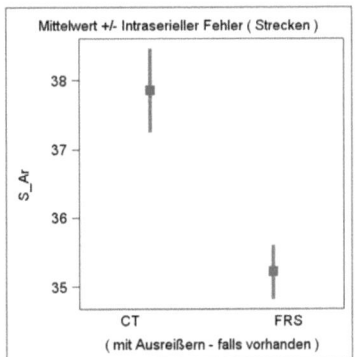

Strecken	Methode	Mittelwert	SD
S_Ar	CT	37.8616	0.60810
S_Ar	FRS	35.2194	0.39656

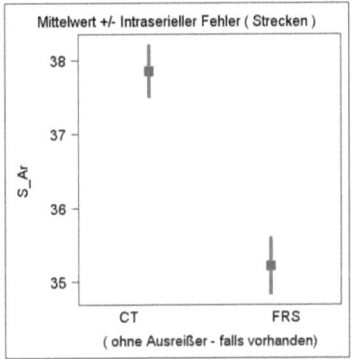

Strecken	Methode	Mittelwert	SD
S_Ar	CT	37.8616	0.35959
S_Ar	FRS	35.2194	0.39656

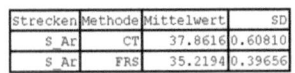

Strecken	Methode	Mittelwert	SD
S_Ba	CT	46.2007	0.18479
S_Ba	FRS	44.6056	0.84628

ANHANG: Ergebnisse der statistischen Auswertung

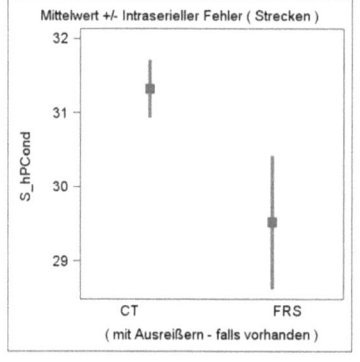

Strecken	Methode	Mittelwert	SD
S_hPCond	CT	31.3207	0.38842
S_hPCond	FRS	29.5233	0.90370

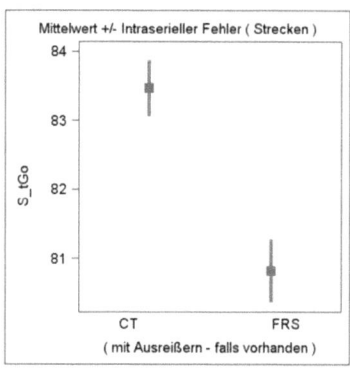

Strecken	Methode	Mittelwert	SD
S_tGo	CT	83.4695	0.41015
S_tGo	FRS	80.8172	0.46049

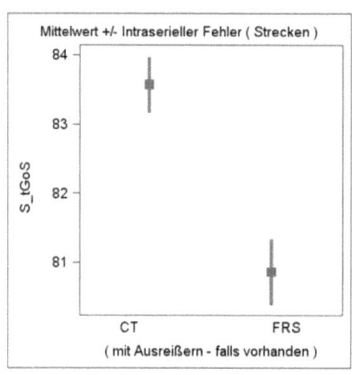

Strecken	Methode	Mittelwert	SD
S_tGoS	CT	83.5657	0.40033
S_tGoS	FRS	80.8544	0.48732

Strecken	Methode	Mittelwert	SD
Se_N	CT	70.4327	0.14638
Se_N	FRS	69.3467	0.95013

ANHANG: Ergebnisse der statistischen Auswertung

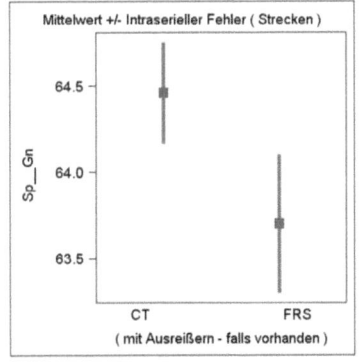

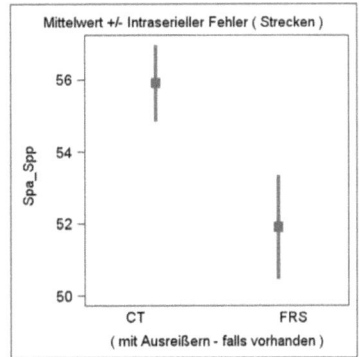

Strecken	Methode	Mittelwert	SD
Sp_Gn	CT	64.4600	0.29436
Sp_Gn	FRS	63.7017	0.40334

Strecken	Methode	Mittelwert	SD
Spa_Spp	CT	55.9036	1.06215
Spa_Spp	FRS	51.8983	1.44924

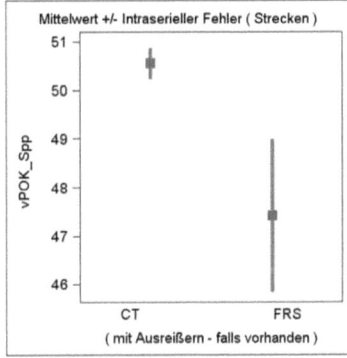

Strecken	Methode	Mittelwert	SD
vPOK_Spp	CT	50.5546	0.32591
vPOK_Spp	FRS	47.4156	1.57944

Strecken	Methode	Mittelwert	SD
vPUKS_tGoS	CT	74.6914	0.28297
vPUKS_tGoS	FRS	75.3339	0.44961

ANHANG: Ergebnisse der statistischen Auswertung

10.2.10. Darstellung intraserieller Standardabweichungen für Winkel

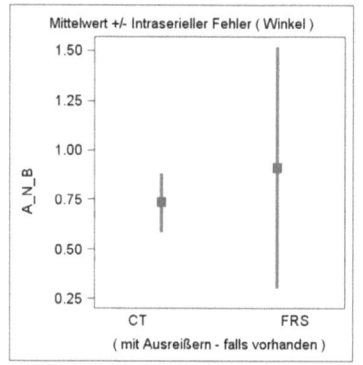

Winkel	Methode	Mittelwert	SD
A_N_B	CT	0.73468	0.14771
A_N_B	FRS	0.91056	0.60850

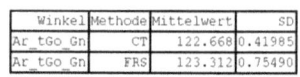

Winkel	Methode	Mittelwert	SD
Ar_tGo_Gn	CT	122.668	0.41985
Ar_tGo_Gn	FRS	123.312	0.75490

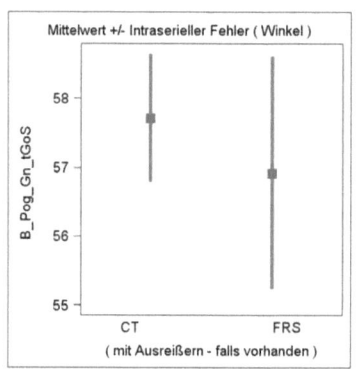

Winkel	Methode	Mittelwert	SD
B_Pog_Gn_tGoS	CT	57.7196	0.92758
B_Pog_Gn_tGoS	FRS	56.9222	1.68705

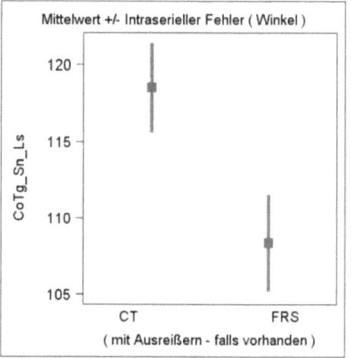

Winkel	Methode	Mittelwert	SD
CoTg_Sn_Ls	CT	118.557	2.92156
CoTg_Sn_Ls	FRS	108.389	3.17950

ANHANG: Ergebnisse der statistischen Auswertung

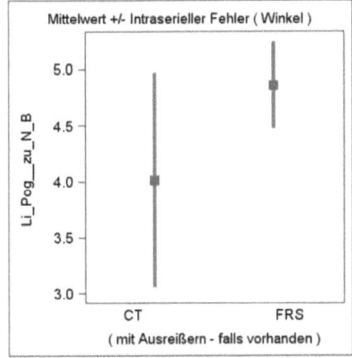

Winkel	Methode	Mittelwert	SD
Li_Pog_zu_N_B	CT	4.01336	0.95769
Li_Pog_zu_N_B	FRS	4.85944	0.38673

Winkel	Methode	Mittelwert	SD
ML_NL_mod	CT	18.6888	0.87713
ML_NL_mod	FRS	21.1783	0.70505

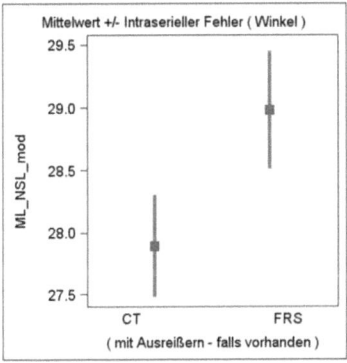

Winkel	Methode	Mittelwert	SD
ML_NSL_mod	CT	27.8913	0.41000
ML_NSL_mod	FRS	28.9828	0.46799

Winkel	Methode	Mittelwert	SD
NL_NSL	CT	9.20244	0.74015
NL_NSL	FRS	7.80444	0.61740

ANHANG: Ergebnisse der statistischen Auswertung

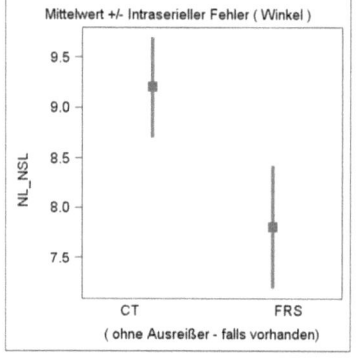

Winkel	Methode	Mittelwert	SD
NL_NSL	CT	9.20244	0.49898
NL_NSL	FRS	7.80444	0.61740

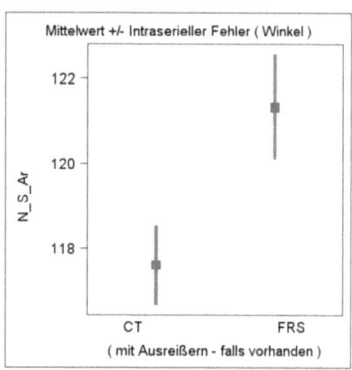

Winkel	Methode	Mittelwert	SD
N_S_Ar	CT	117.601	0.95291
N_S_Ar	FRS	121.348	1.23847

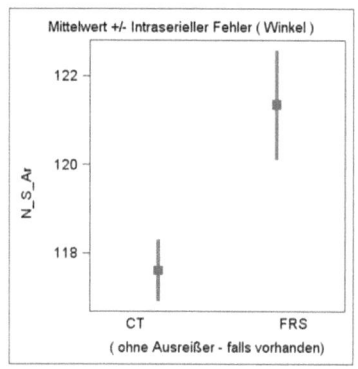

Winkel	Methode	Mittelwert	SD
N_S_Ar	CT	117.601	0.71306
N_S_Ar	FRS	121.348	1.23847

Winkel	Methode	Mittelwert	SD
N_S_Ba	CT	125.818	0.54160
N_S_Ba	FRS	127.744	0.50461

ANHANG: Ergebnisse der statistischen Auswertung

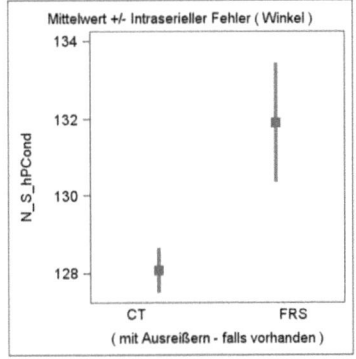

Winkel	Methode	Mittelwert	SD
N_S_hPCond	CT	128.077	0.58339
N_S_hPCond	FRS	131.899	1.53492

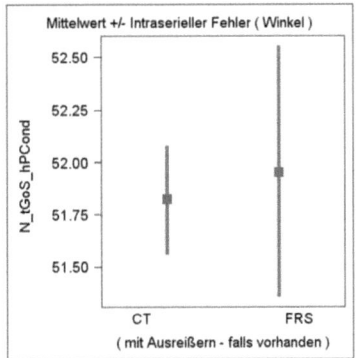

Winkel	Methode	Mittelwert	SD
N_tGoS_hPCond	CT	51.8215	0.25994
N_tGoS_hPCond	FRS	51.9561	0.59955

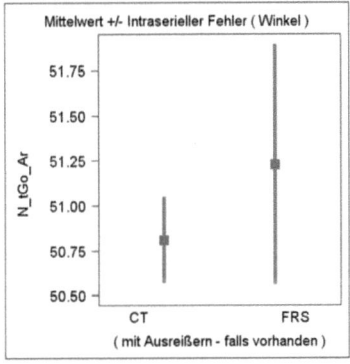

Winkel	Methode	Mittelwert	SD
N_tGo_Ar	CT	50.8113	0.24154
N_tGo_Ar	FRS	51.2289	0.66767

Winkel	Methode	Mittelwert	SD
OK1_NA	CT	20.0165	1.37994
OK1_NA	FRS	21.1556	1.92890

- 189 -

ANHANG: Ergebnisse der statistischen Auswertung

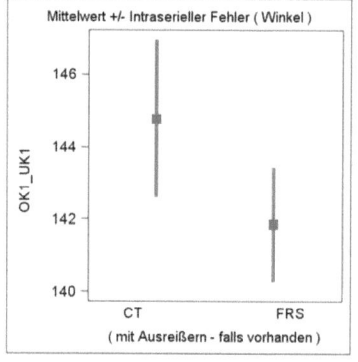

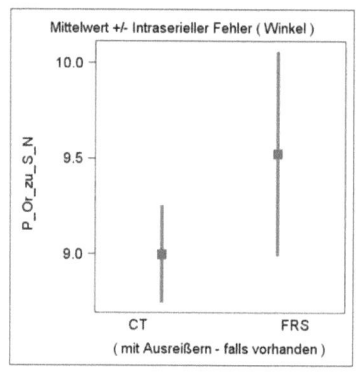

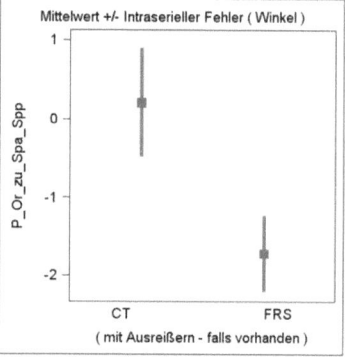

ANHANG: Ergebnisse der statistischen Auswertung

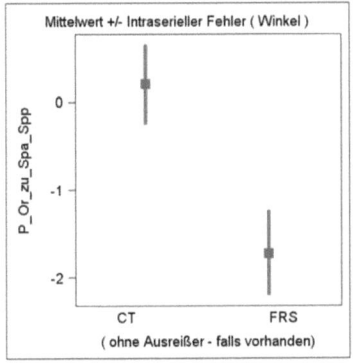

Winkel	Methode	Mittelwert	SD
P_Or_zu_Spa_Spp	CT	0.20590	0.45293
P_Or_zu_Spa_Spp	FRS	-1.72000	0.48864

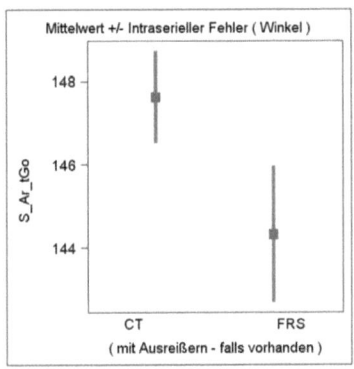

Winkel	Methode	Mittelwert	SD
S_Ar_tGo	CT	147.628	1.10347
S_Ar_tGo	FRS	144.323	1.64595

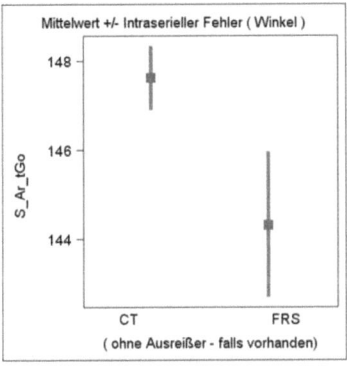

Winkel	Methode	Mittelwert	SD
S_Ar_tGo	CT	147.628	0.72289
S_Ar_tGo	FRS	144.323	1.64595

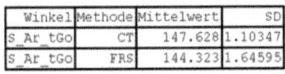

Winkel	Methode	Mittelwert	SD
S_N_A	CT	80.7972	0.29176
S_N_A	FRS	80.6656	0.33347

ANHANG: Ergebnisse der statistischen Auswertung

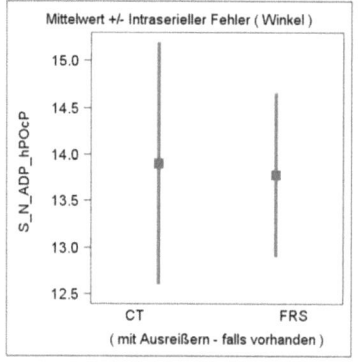
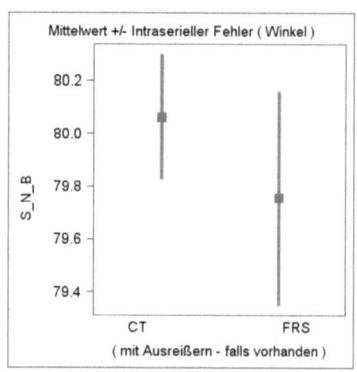

Winkel	Methode	Mittelwert	SD
S_N_ADP_hPOcP	CT	13.9007	1.29917
S_N_ADP_hPOcP	FRS	13.7839	0.87899

Winkel	Methode	Mittelwert	SD
S_N_B	CT	80.0625	0.23626
S_N_B	FRS	79.7544	0.40649

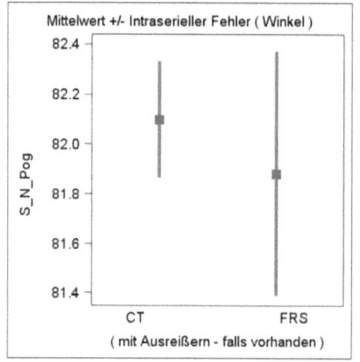

Winkel	Methode	Mittelwert	SD
S_N_Pog	CT	82.0984	0.23360
S_N_Pog	FRS	81.8794	0.49110

Winkel	Methode	Mittelwert	SD
S_hPCond_tGoS	CT	136.029	0.51533
S_hPCond_tGoS	FRS	133.002	1.55322

ANHANG: Ergebnisse der statistischen Auswertung

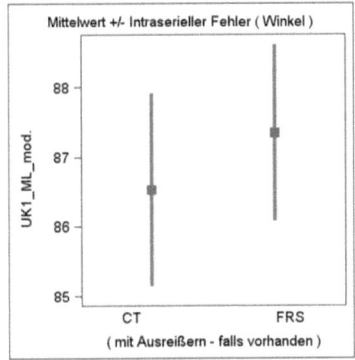

Winkel	Methode	Mittelwert	SD
UK1_ML_mod.	CT	86.5265	1.38703
UK1_ML_mod.	FRS	87.3428	1.26635

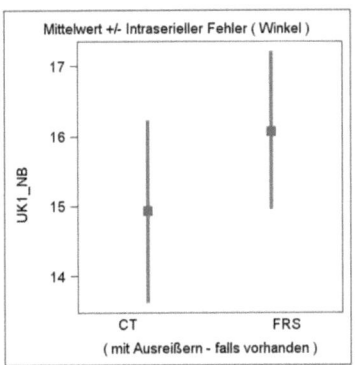

Winkel	Methode	Mittelwert	SD
UK1_NB	CT	14.9261	1.30848
UK1_NB	FRS	16.0806	1.13100

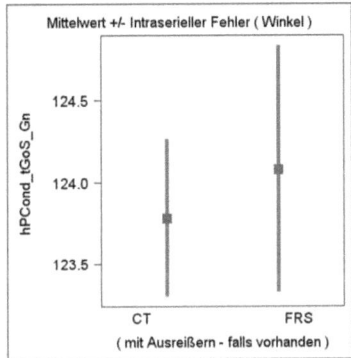

Winkel	Methode	Mittelwert	SD
hPCond_tGoS_Gn	CT	123.785	0.48040
hPCond_tGoS_Gn	FRS	124.082	0.74911

ANHANG: Ergebnisse der statistischen Auswertung

10.2.11. Darstellung der Differenzen für Strecken

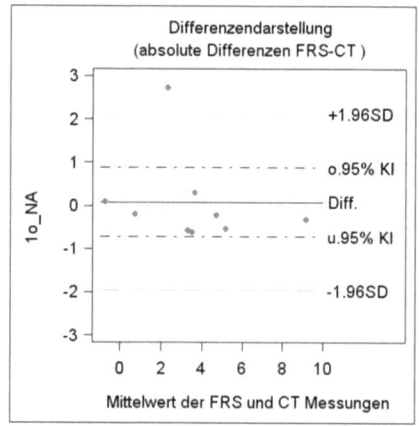

pos	Mittlere Differenz	SD der Differenz	unteres 95% KI	oberes 95% KI	Abweichung	unteres Limit	oberes Limit
1o_NA	0.077	1.040	-0.723	0.877		-1.962	2.116

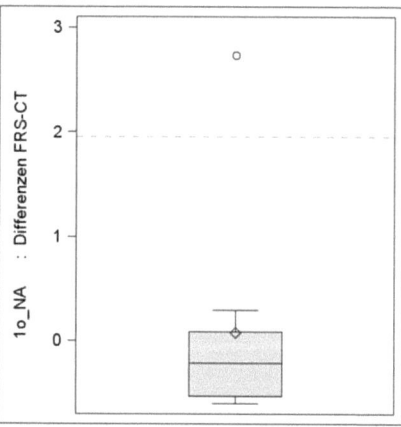

Obs	untere Grenze	obere Grenze	Wert des Ausreißers
9	-2.3986	1.95274	2.7326

ANHANG: Ergebnisse der statistischen Auswertung

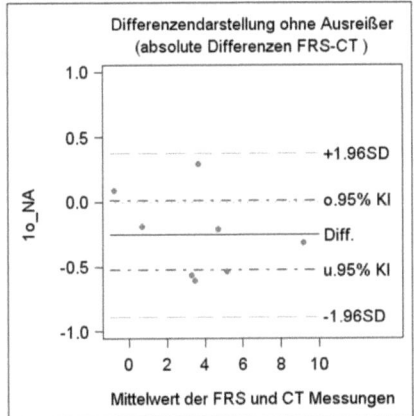

	Mittlere Differenz	SD der Differenz	unteres 95% KI	oberes 95% KI	pos Abweichung	unteres Limit of agreement	oberes Limit of agreement
1o_NA	-0.255	0.321	-0.524	0.014		-0.885	0.375

ANHANG: Ergebnisse der statistischen Auswertung

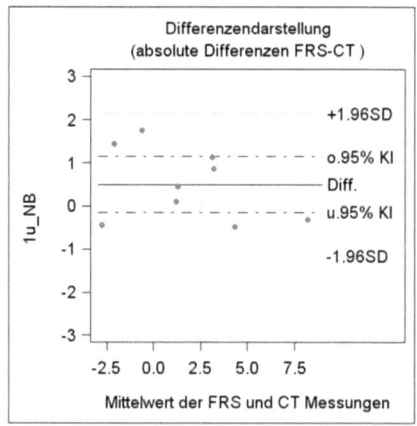

pos	Mittlere Differenz	SD der Differenz	unteres 95% KI	oberes 95% KI	Abweichung	unteres Limit	oberes Limit
1u_NB	0.495	0.842	-0.152	1.142		-1.154	2.145

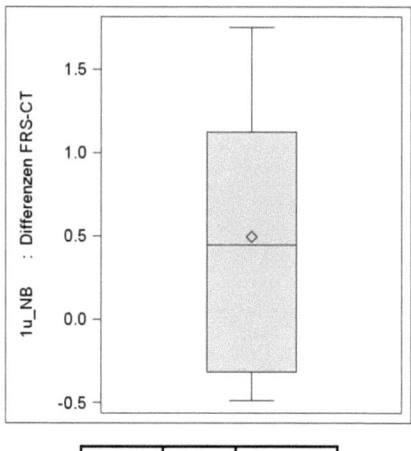

untere Grenze	obere Grenze	Wert des Ausreißers
-4.63556	5.44066	.

- 196 -

ANHANG: Ergebnisse der statistischen Auswertung

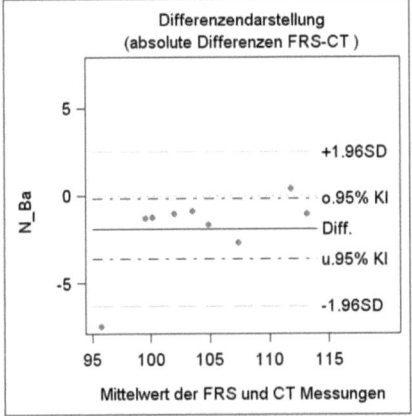

	Mittlere pos Differenz	SD der Differenz	unteres 95% KI	oberes 95% KI	Abweichung	unteres Limit	oberes Limit
N_Ba	-1.893	2.254	-3.626	-0.161	*	-6.311	2.524

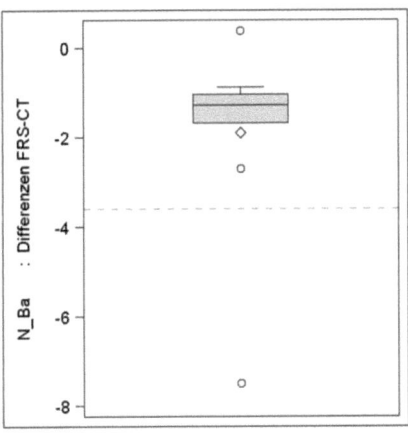

Obs	untere Grenze	obere Grenze	Wert des Ausreißers
7	-3.5985	0.8829	-7.50844

ANHANG: Ergebnisse der statistischen Auswertung

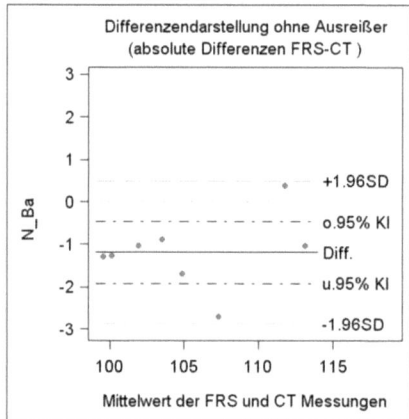

pos	Mittlere Differenz	SD der Differenz	unteres 95% KI	oberes 95% KI	Abweichung	unteres Limit of agreement	oberes Limit of agreement
N_Ba	-1.191	0.859	-1.910	-0.473	*	-2.876	0.493

ANHANG: Ergebnisse der statistischen Auswertung

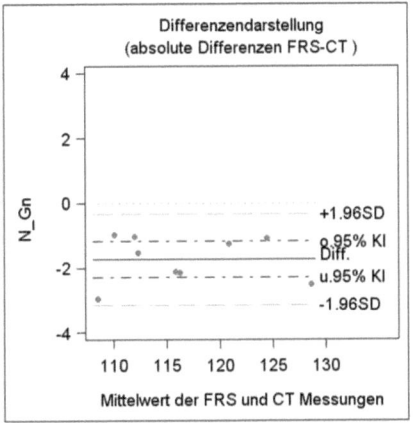

pos	Mittlere Differenz	SD der Differenz	unteres 95% KI	oberes 95% KI	Abweichung	unteres Limit	oberes Limit
N_Gn	-1.732	0.712	-2.279	-1.184	*	-3.128	-0.336

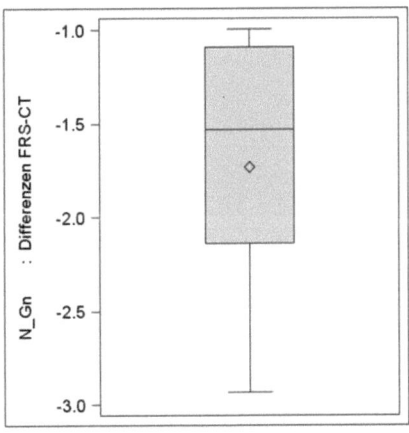

untere Grenze	obere Grenze	Wert des Ausreißers
-5.28102	2.05708	.

- 199 -

ANHANG: Ergebnisse der statistischen Auswertung

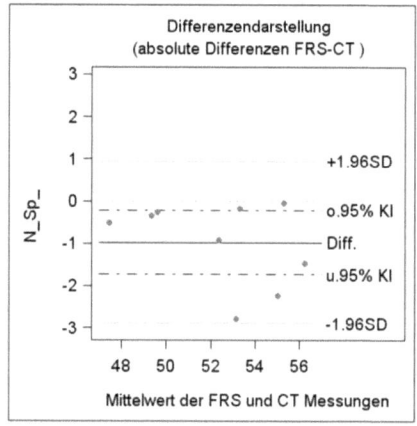

	Mittlere Differenz	SD der Differenz	unteres 95% KI	oberes 95% KI	Abweichung	unteres Limit	oberes Limit
N_Sp_	-0.974	0.981	-1.728	-0.220	*	-2.897	0.949

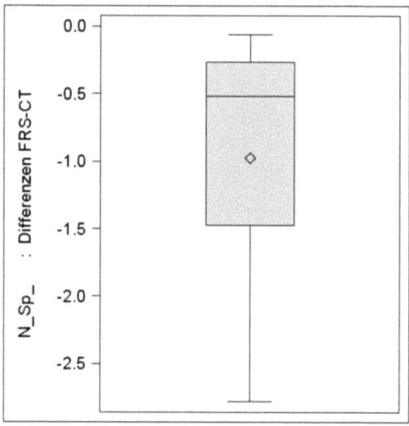

untere Grenze	obere Grenze	Wert des Ausreißers
-5.07602	3.33742	.

- 200 -

ANHANG: Ergebnisse der statistischen Auswertung

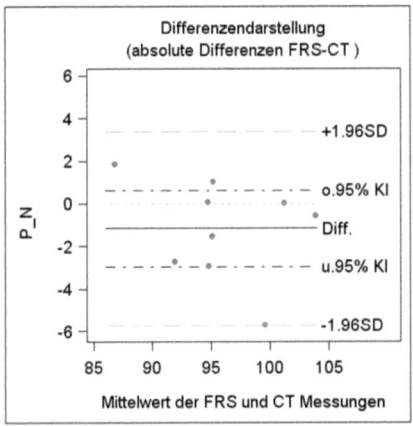

Differenzendarstellung (absolute Differenzen FRS-CT)

pos	Mittlere Differenz	SD der Differenz	unteres 95% KI	oberes 95% KI	Abweichung	unteres Limit	oberes Limit
P_N	-1.161	2.328	-2.951	0.629		-5.724	3.402

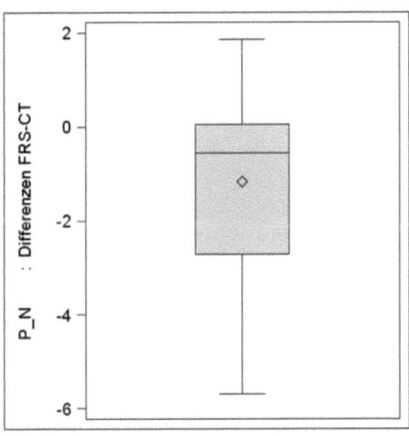

untere Grenze	obere Grenze	Wert des Ausreißers
-11.0197	8.35952	.

ANHANG: Ergebnisse der statistischen Auswertung

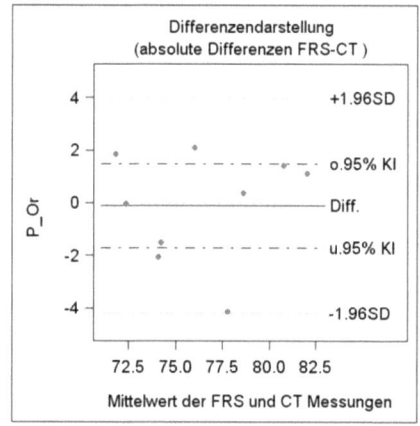

pos	Mittlere Differenz	SD der Differenz	unteres 95% KI	oberes 95% KI	Abweichung	unteres Limit	oberes Limit
P_Or	-0.105	2.086	-1.709	1.498		-4.194	3.983

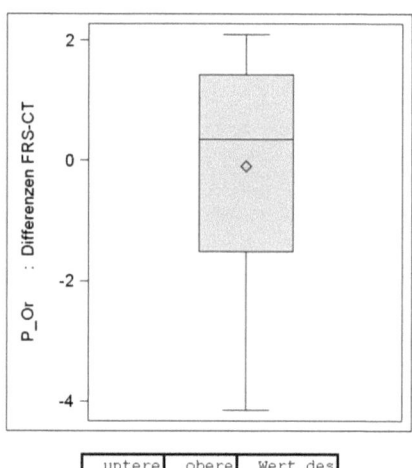

untere Grenze	obere Grenze	Wert des Ausreißers
-10.3109	10.2289	.

ANHANG: Ergebnisse der statistischen Auswertung

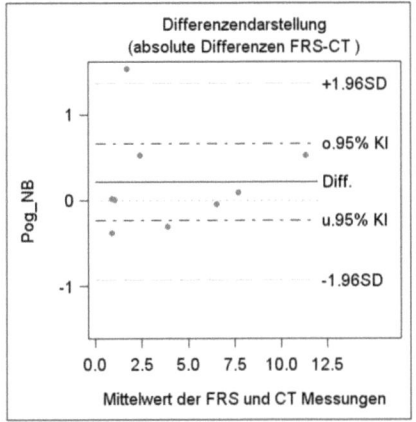

	Mittlere pos Differenz	SD der Differenz	unteres 95% KI	oberes 95% KI	Abweichung	unteres Limit	oberes Limit
Pog_NB	0.217	0.583	-0.231	0.666		-0.926	1.360

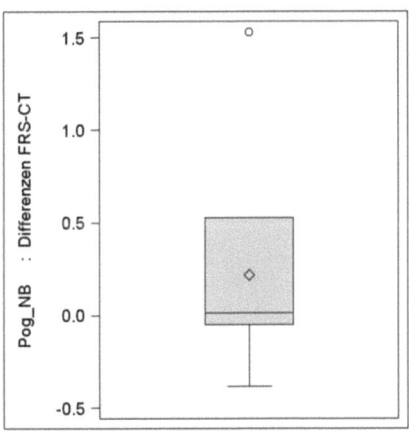

untere Grenze	obere Grenze	Wert des Ausreißers
-1.7702	2.24878	.

- 203 -

ANHANG: Ergebnisse der statistischen Auswertung

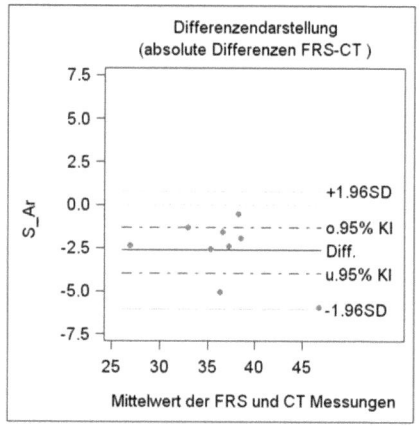

pos	Mittlere Differenz	SD der Differenz	unteres 95% KI	oberes 95% KI	Abweichung	unteres Limit	oberes Limit
S_Ar	-2.642	1.744	-3.983	-1.301	*	-6.061	0.777

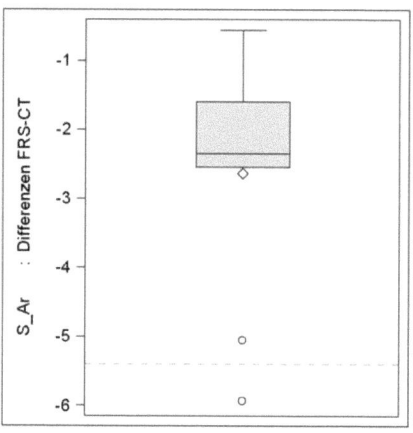

Obs	untere Grenze	obere Grenze	Wert des Ausreißers
6	-5.3983	1.24708	-5.93874

- 204 -

ANHANG: Ergebnisse der statistischen Auswertung

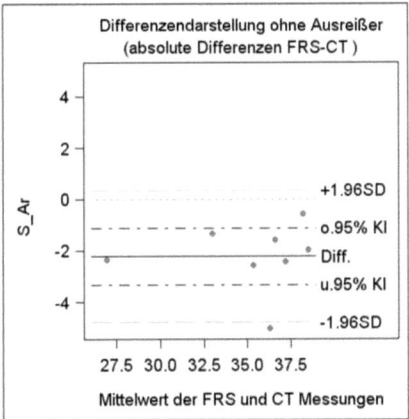

pos	Mittlere Differenz	SD der Differenz	unteres 95% KI	oberes 95% KI	Abweichung	unteres Limit of agreement	oberes Limit of agreement
S_Ar	-2.230	1.316	-3.330	-1.130	*	-4.809	0.348

ANHANG: Ergebnisse der statistischen Auswertung

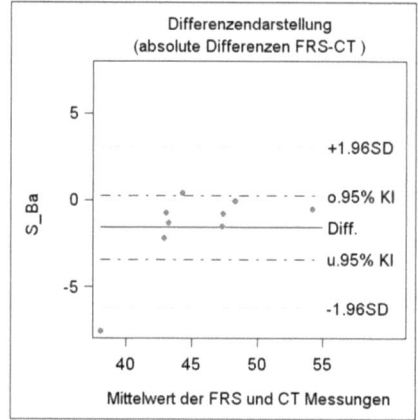

pos	Mittlere Differenz	SD der Differenz	unteres 95% KI	oberes 95% KI	Abweichung	unteres Limit	oberes Limit
S_Ba	-1.595	2.375	-3.420	0.230		-6.249	3.059

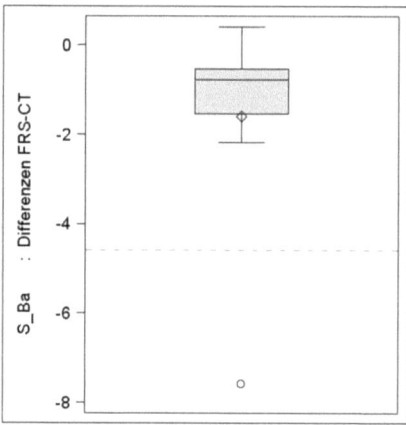

Obs	untere Grenze	obere Grenze	Wert des Ausreißers
7	-4.58068	2.50682	-7.58188

- 206 -

ANHANG: Ergebnisse der statistischen Auswertung

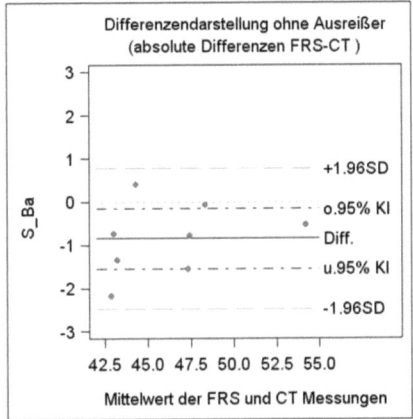

pos	Mittlere Differenz	SD der Differenz	unteres 95% KI	oberes 95% KI	Abweichung	unteres Limit of agreement	oberes Limit of agreement
S_Ba	-0.847	0.827	-1.538	-0.155	*	-2.468	0.774

ANHANG: Ergebnisse der statistischen Auswertung

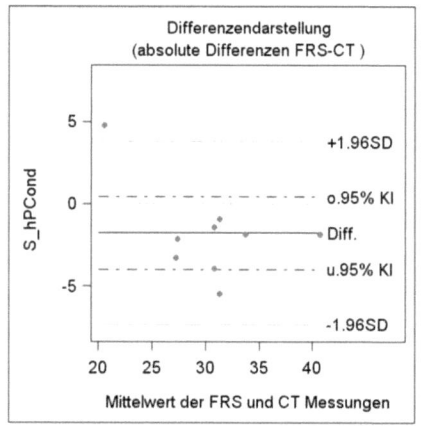

	Mittlere pos Differenz	SD der Differenz	unteres 95% KI	oberes 95% KI	Abweichung	unteres Limit	oberes Limit
S_hPCond	-1.797	2.840	-3.980	0.386		-7.364	3.769

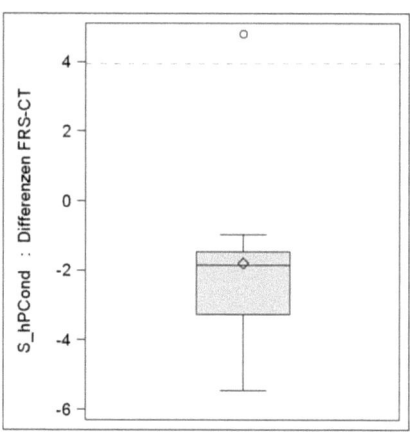

Obs	untere Grenze	obere Grenze	Wert des Ausreißers
7	-8.69046	3.9458	4.7912

- 208 -

ANHANG: Ergebnisse der statistischen Auswertung

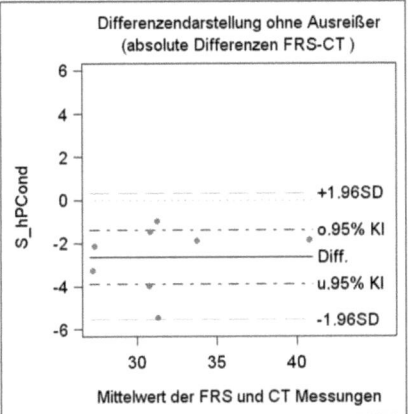

	Mittlere pos Differenz	SD der Differenz	unteres 95% KI	oberes 95% KI	Abweichung	unteres Limit of agreement	oberes Limit of agreement
S_hPCond	-2.621	1.497	-3.872	-1.369	*	-5.555	0.313

ANHANG: Ergebnisse der statistischen Auswertung

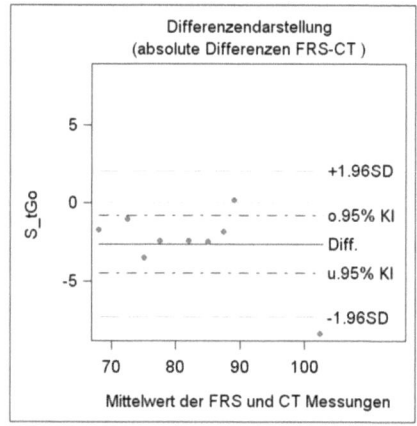

pos	Mittlere Differenz	SD der Differenz	unteres 95% KI	oberes 95% KI	Abweichung	unteres Limit	oberes Limit
S_tGo	-2.652	2.397	-4.495	-0.810	*	-7.351	2.046

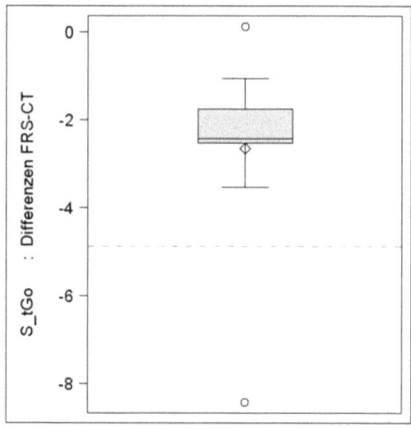

Obs	untere Grenze	obere Grenze	Wert des Ausreißers
6	-4.87942	0.61124	-8.4266

ANHANG: Ergebnisse der statistischen Auswertung

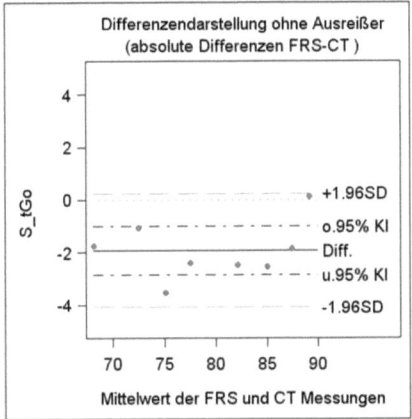

	Mittlere pos Differenz	SD der Differenz	unteres 95% KI	oberes 95% KI	Abweichung	unteres Limit of agreement	oberes Limit of agreement
S_tGo	-1.931	1.100	-2.850	-1.011	*	-4.086	0.225

ANHANG: Ergebnisse der statistischen Auswertung

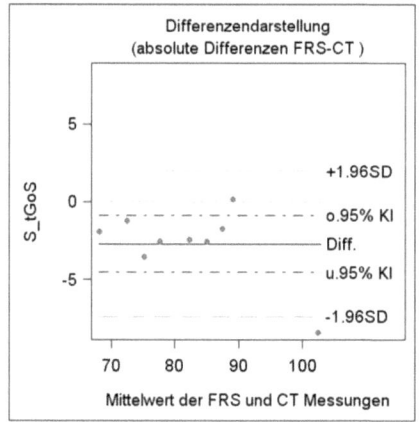

pos	Mittlere Differenz	SD der Differenz	unteres 95% KI	oberes 95% KI	Abweichung	unteres Limit	oberes Limit
S_tGoS	-2.711	2.385	-4.545	-0.878	*	-7.387	1.964

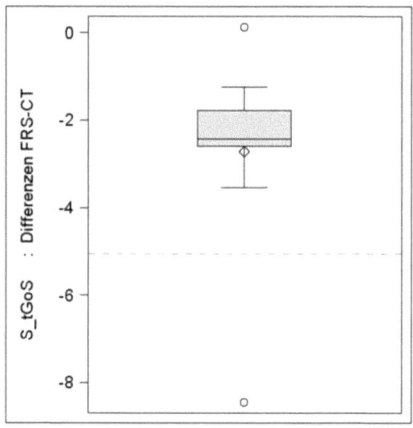

Obs	untere Grenze	obere Grenze	Wert des Ausreißers
6	-5.05508	0.69416	-8.45332

- 212 -

ANHANG: Ergebnisse der statistischen Auswertung

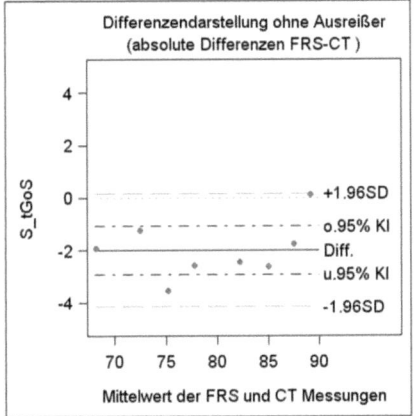

	Mittlere pos Differenz	SD der Differenz	unteres 95% KI	oberes 95% KI	Abweichung	unteres Limit of agreement	oberes Limit of agreement
S_tGoS	-1.994	1.097	-2.911	-1.076	*	-4.145	0.157

ANHANG: Ergebnisse der statistischen Auswertung

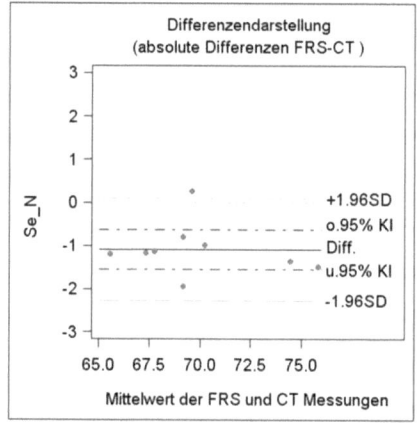

pos	Mittlere Differenz	SD der Differenz	unteres 95% KI	oberes 95% KI	Abweichung	unteres Limit	oberes Limit
Se_N	-1.086	0.601	-1.548	-0.624	*	-2.264	0.092

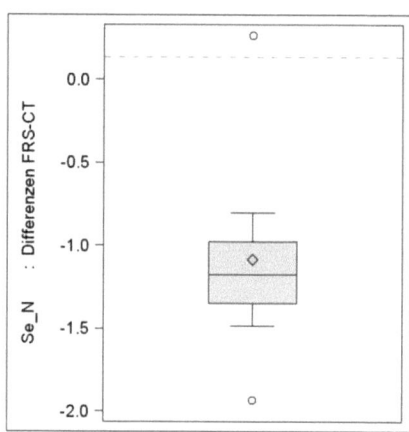

Obs	untere Grenze	obere Grenze	Wert des Ausreißers
8	-2.4616	0.13708	0.26738

- 214 -

ANHANG: Ergebnisse der statistischen Auswertung

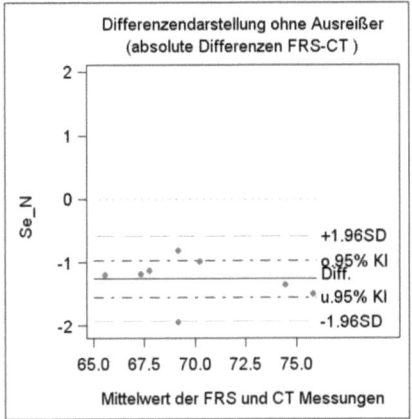

	Mittlere Differenz	SD der Differenz	unteres 95% KI	oberes 95% KI	Abweichung	unteres Limit of agreement	oberes Limit of agreement
pos							
Se_N	-1.255	0.344	-1.543	-0.967	*	-1.930	-0.580

ANHANG: Ergebnisse der statistischen Auswertung

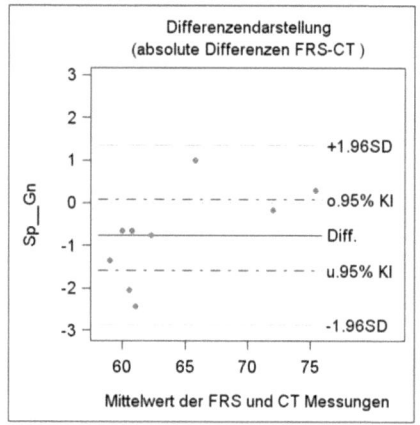

pos	Mittlere Differenz	SD der Differenz	unteres 95% KI	oberes 95% KI	Abweichung	unteres Limit	oberes Limit
Sp_Gn	-0.758	1.078	-1.587	0.070		-2.871	1.355

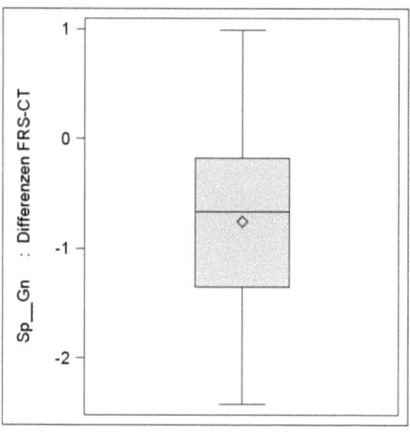

untere Grenze	obere Grenze	Wert des Ausreißers
-4.89132	3.3614	.

- 216 -

ANHANG: Ergebnisse der statistischen Auswertung

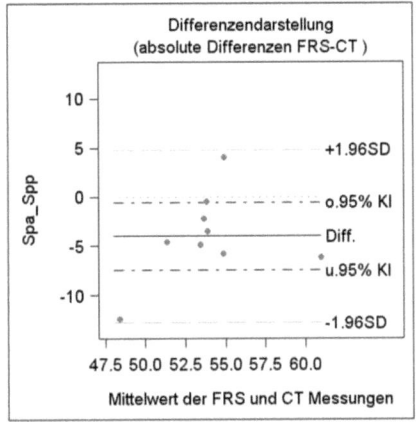

pos	Mittlere Differenz	SD der Differenz	unteres 95% KI	oberes 95% KI	Abweichung	unteres Limit	oberes Limit
Spa_Spp	-4.005	4.487	-7.454	-0.557	*	-12.799	4.788

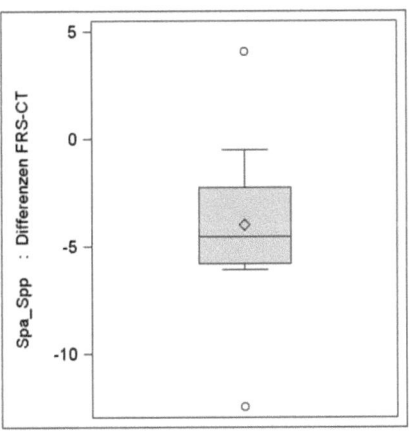

untere Grenze	obere Grenze	Wert des Ausreißers
-16.314	8.25782	.

- 217 -

ANHANG: Ergebnisse der statistischen Auswertung

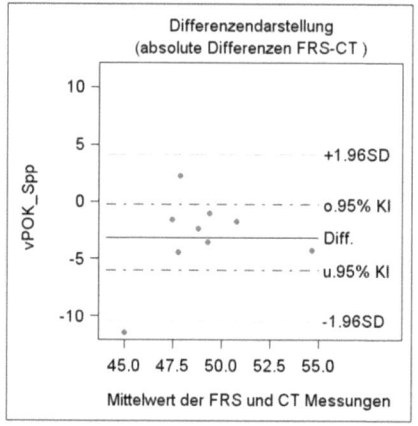

pos	Mittlere Differenz	SD der Differenz	unteres 95% KI	oberes 95% KI	Abweichung	unteres Limit	oberes Limit
vPOK_Spp	-3.139	3.712	-5.993	-0.285	*	-10.415	4.137

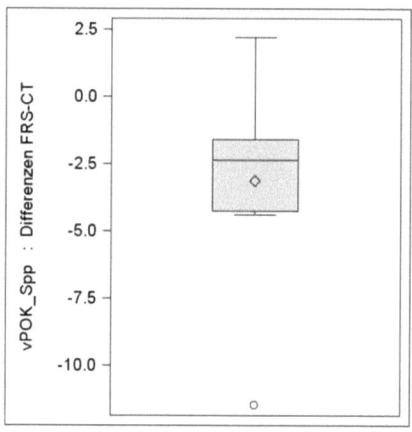

untere Grenze	obere Grenze	Wert des Ausreißers
-12.2468	6.39424	.

- 218 -

ANHANG: Ergebnisse der statistischen Auswertung

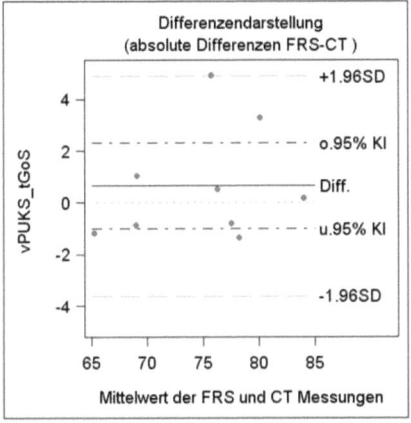

	Mittlere Differenz	SD der Differenz	unteres 95% KI	oberes 95% KI	pos Abweichung	unteres Limit	oberes Limit
vPUKS_tGoS	0.643	2.165	-1.022	2.307		-3.601	4.886

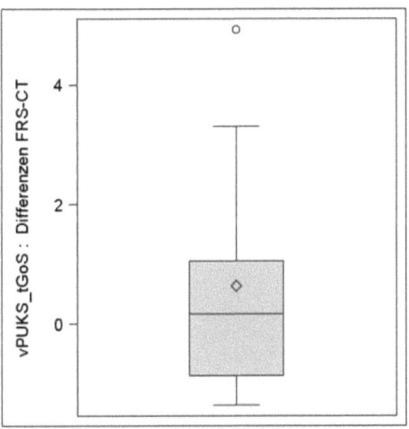

untere Grenze	obere Grenze	Wert des Ausreißers
-6.61104	6.79676	.

ANHANG: Ergebnisse der statistischen Auswertung

10.2.12. Darstellung der Differenzen für Winkel

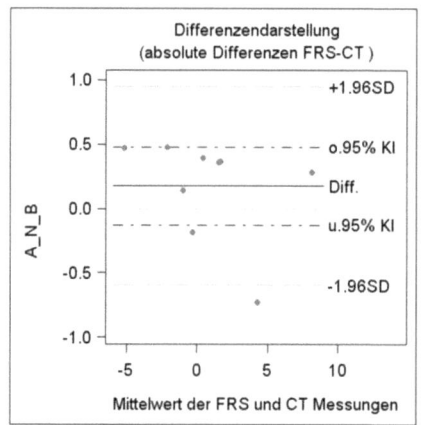

pos	Mittlere Differenz	SD der Differenz	unteres 95% KI	oberes 95% KI	Abweichung	unteres Limit	oberes Limit
A_N_B	0.176	0.395	-0.127	0.479		-0.597	0.949

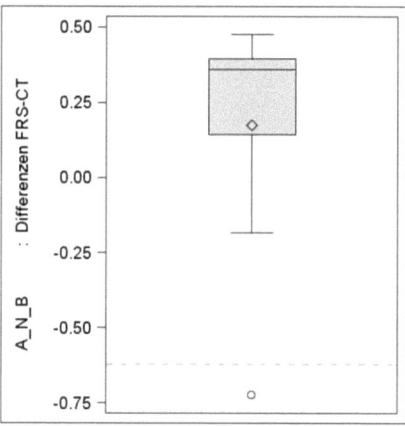

Obs	untere Grenze	obere Grenze	Wert des Ausreißers
9	-0.62024	1.15664	-0.7243

- 220 -

ANHANG: Ergebnisse der statistischen Auswertung

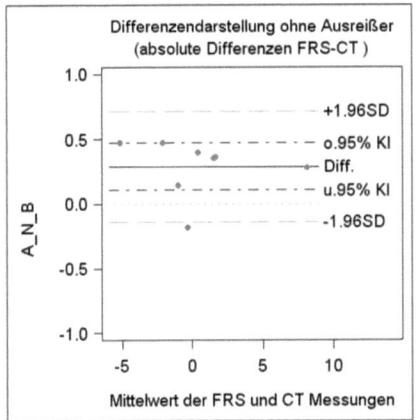

pos	Mittlere Differenz	SD der Differenz	unteres 95% KI	oberes 95% KI	Abweichung	unteres Limit of agreement	oberes Limit of agreement
A_N_B	0.288	0.218	0.106	0.471	*	-0.140	0.716

- 221 -

ANHANG: Ergebnisse der statistischen Auswertung

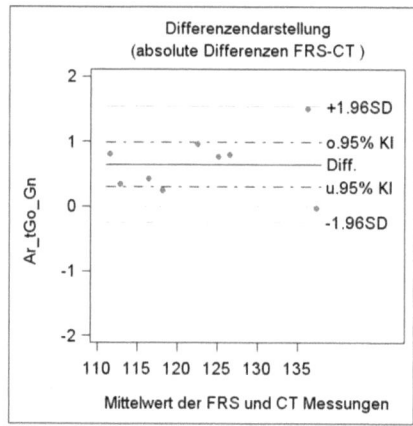

pos	Mittlere Differenz	SD der Differenz	unteres 95% KI	oberes 95% KI	Abweichung	unteres Limit	oberes Limit
Ar_tGo_Gn	0.644	0.457	0.293	0.995	*	-0.251	1.540

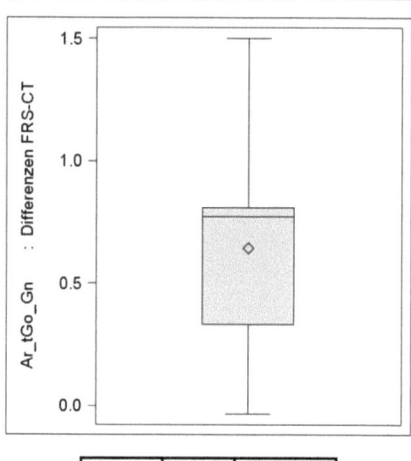

untere Grenze	obere Grenze	Wert des Ausreißers
-1.09184	2.23106	.

- 222 -

ANHANG: Ergebnisse der statistischen Auswertung

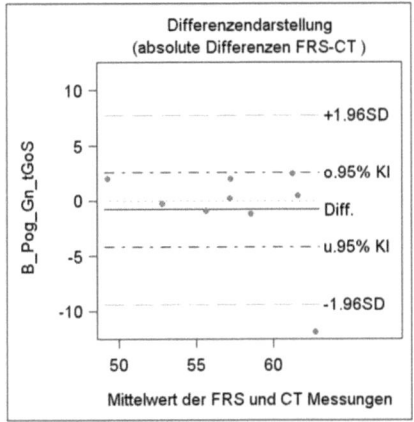

	pos	Mittlere Differenz	SD der Differenz	unteres 95% KI	oberes 95% KI	Abweichung	unteres Limit	oberes Limit
B_Pog_Gn_tGoS		-0.797	4.375	-4.161	2.566		-9.373	7.778

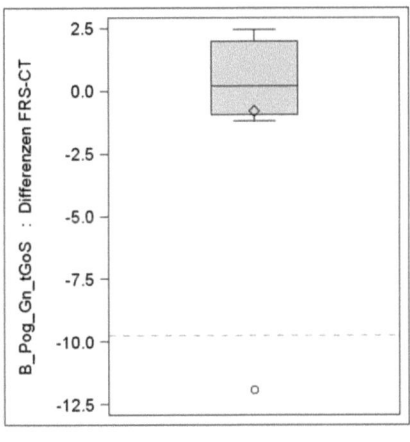

Obs	untere Grenze	obere Grenze	Wert des Ausreißers
9	-9.7405	10.8223	-11.9195

ANHANG: Ergebnisse der statistischen Auswertung

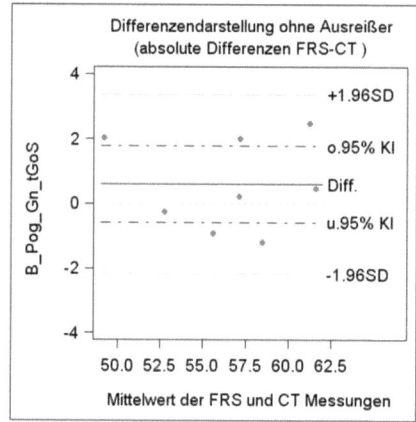

	Mittlere pos Differenz	SD der Differenz	unteres 95% KI	oberes 95% KI	Abweichung	unteres Limit of agreement	oberes Limit of agreement
B_Pog_Gn_tGoS	0.593	1.414	-0.589	1.775		-2.178	3.363

ANHANG: Ergebnisse der statistischen Auswertung

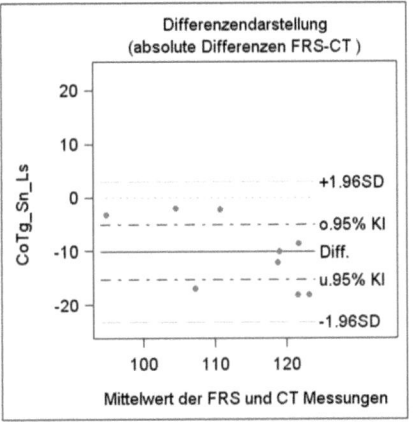

	Mittlere pos Differenz	SD der Differenz	unteres 95% KI	oberes 95% KI	Abweichung	unteres Limit	oberes Limit
CoTg_Sn_Ls	-10.167	6.665	-15.290	-5.044	*	-23.230	2.895

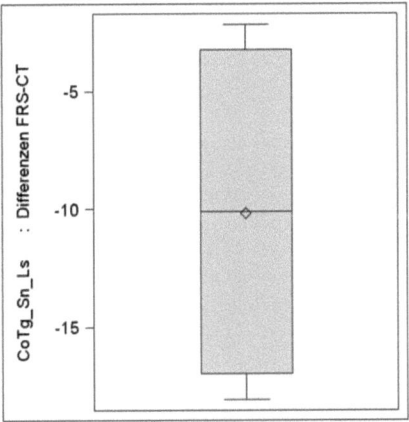

untere Grenze	obere Grenze	Wert des Ausreißers
-58.3517	38.1253	.

- 225 -

ANHANG: Ergebnisse der statistischen Auswertung

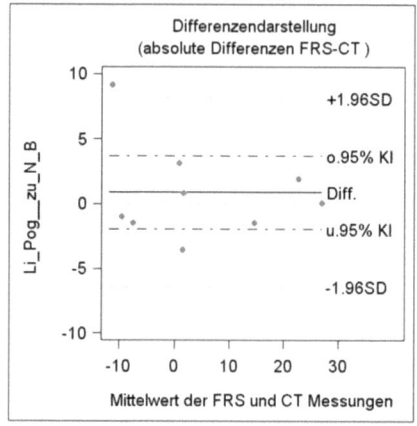

	Mittlere pos Differenz	SD der Differenz	unteres 95% KI	oberes 95% KI	Abweichung	unteres Limit	oberes Limit
Li_Pog__zu_N_B	0.846	3.699	-1.997	3.689		-6.403	8.096

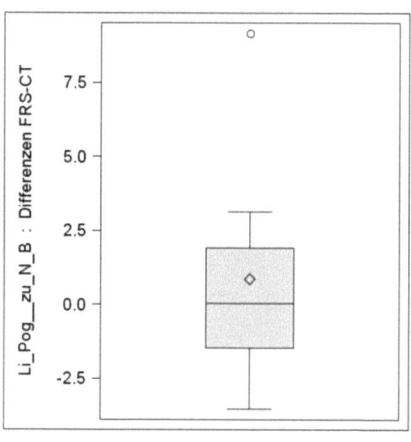

untere Grenze	obere Grenze	Wert des Ausreißers
-11.6862	12.1408	.

- 226 -

ANHANG: Ergebnisse der statistischen Auswertung

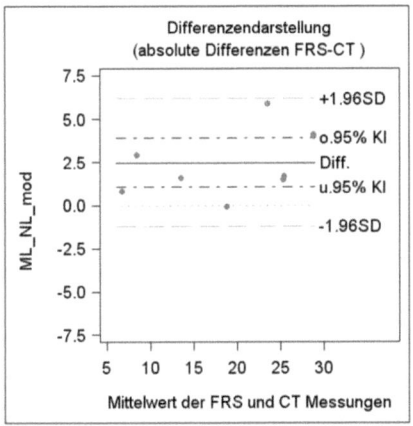

	Mittlere pos Differenz	SD der Differenz	unteres 95% KI	oberes 95% KI	Abweichung	unteres Limit	oberes Limit
ML_NL_mod	2.490	1.886	1.040	3.939	*	-1.207	6.186

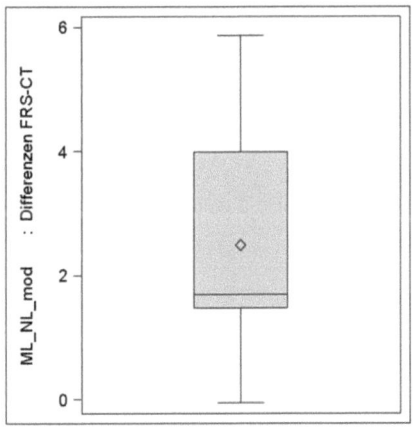

untere Grenze	obere Grenze	Wert des Ausreißers
-6.05784	11.5343	.

ANHANG: Ergebnisse der statistischen Auswertung

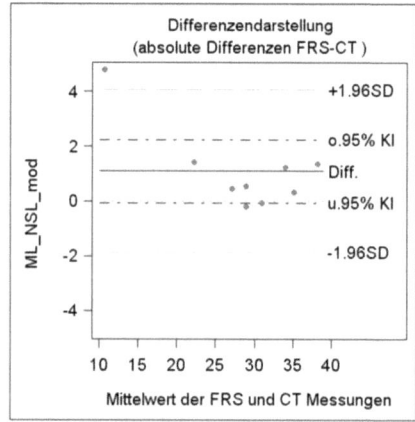

pos	Mittlere Differenz	SD der Differenz	unteres 95% KI	oberes 95% KI	Abweichung	unteres Limit	oberes Limit
ML_NSL_mod	1.091	1.517	-0.074	2.257		-1.881	4.064

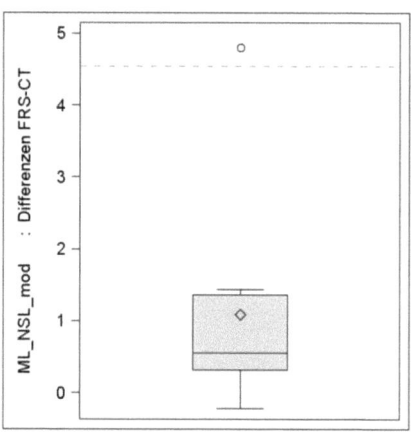

Obs	untere Grenze	obere Grenze	Wert des Ausreißers
6	-2.86518	4.539	4.80522

ANHANG: Ergebnisse der statistischen Auswertung

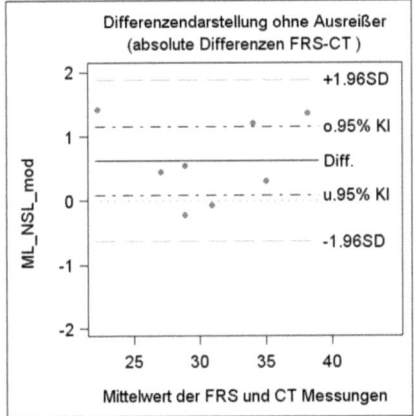

	Mittlere Differenz	SD der Differenz	unteres 95% KI	oberes 95% KI	pos Abweichung	unteres Limit of agreement	oberes Limit of agreement
ML_NSL_mod	0.627	0.643	0.090	1.165	*	-0.632	1.887

- 229 -

ANHANG: Ergebnisse der statistischen Auswertung

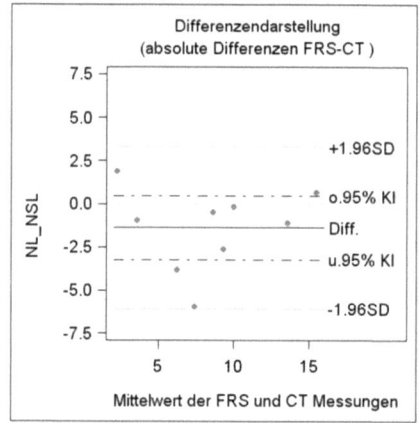

	Mittlere pos Differenz	SD der Differenz	unteres 95% KI	oberes 95% KI	Abweichung	unteres Limit	oberes Limit
NL_NSL	-1.398	2.390	-3.235	0.439		-6.082	3.286

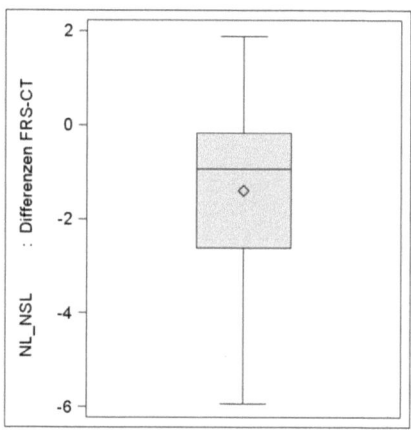

untere Grenze	obere Grenze	Wert des Ausreißers
-9.98832	7.195	.

- 230 -

ANHANG: Ergebnisse der statistischen Auswertung

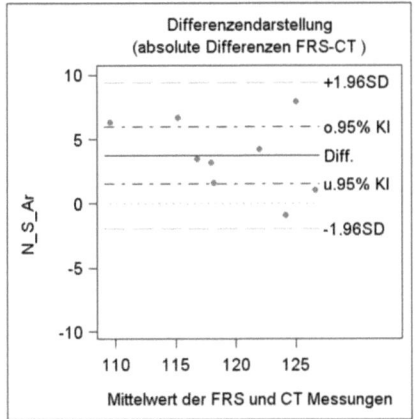

pos	Mittlere Differenz	SD der Differenz	unteres 95% KI	oberes 95% KI	Abweichung	unteres Limit	oberes Limit
N_S_Ar	3.748	2.911	1.510	5.985	*	-1.959	9.454

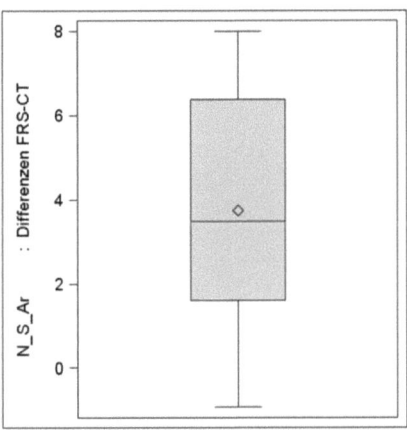

untere Grenze	obere Grenze	Wert des Ausreißers
-12.6863	20.6899	.

- 231 -

ANHANG: Ergebnisse der statistischen Auswertung

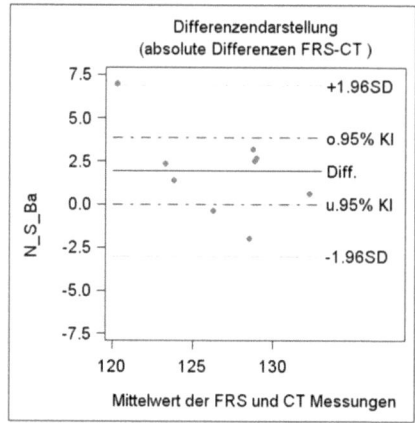

pos	Mittlere Differenz	SD der Differenz	unteres 95% KI	oberes 95% KI	Abweichung	unteres Limit	oberes Limit
N_S_Ba	1.927	2.519	-0.010	3.863		-3.011	6.864

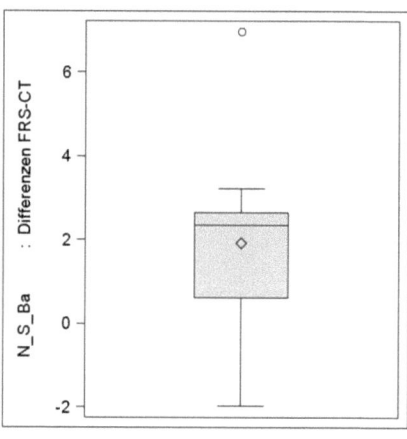

untere Grenze	obere Grenze	Wert des Ausreißers
-5.50374	8.76478	.

ANHANG: Ergebnisse der statistischen Auswertung

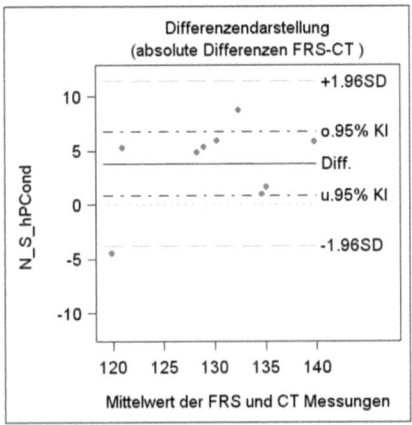

	Mittlere pos Differenz	SD der Differenz	unteres 95% KI	oberes 95% KI	Abweichung	unteres Limit	oberes Limit
N_S_hPCond	3.821	3.868	0.848	6.795	*	-3.760	11.403

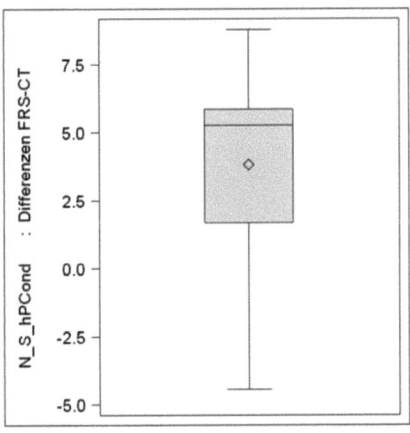

untere Grenze	obere Grenze	Wert des Ausreißers
-10.8304	18.3832	.

- 233 -

ANHANG: Ergebnisse der statistischen Auswertung

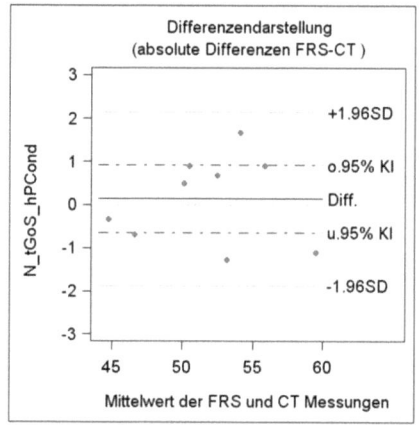

	Mittlere pos Differenz	SD der Differenz	unteres 95% KI	oberes 95% KI	Abweichung	unteres Limit	oberes Limit
N_tGoS_hPCond	0.135	1.024	-0.652	0.922		-1.872	2.141

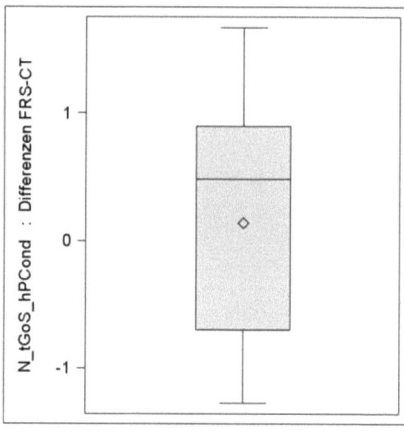

untere Grenze	obere Grenze	Wert des Ausreißers
-5.4997	5.69708	.

ANHANG: Ergebnisse der statistischen Auswertung

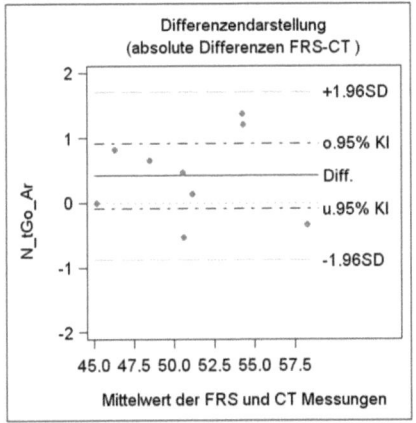

pos	Mittlere Differenz	SD der Differenz	unteres 95% KI	oberes 95% KI	Abweichung	unteres Limit	oberes Limit
N_tGo_Ar	0.418	0.661	-0.090	0.926		-0.878	1.713

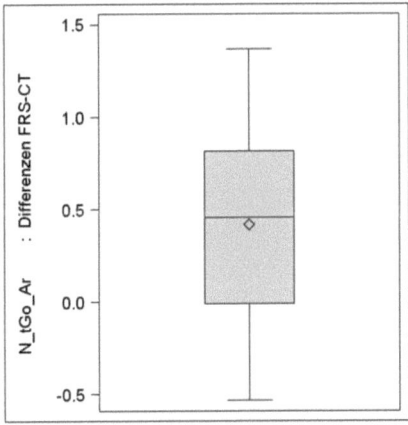

untere Grenze	obere Grenze	Wert des Ausreißers
-2.47964	3.2878	.

- 235 -

ANHANG: Ergebnisse der statistischen Auswertung

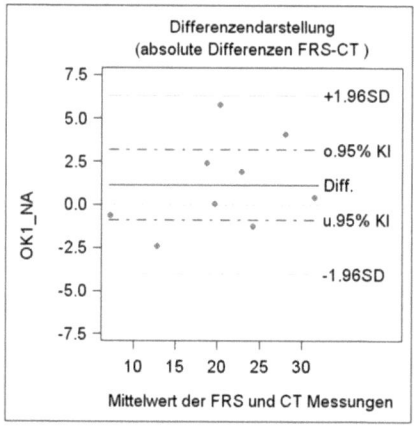

pos	Mittlere Differenz	SD der Differenz	unteres 95% KI	oberes 95% KI	Abweichung	unteres Limit	oberes Limit
OK1_NA	1.139	2.638	-0.889	3.167		-4.031	6.309

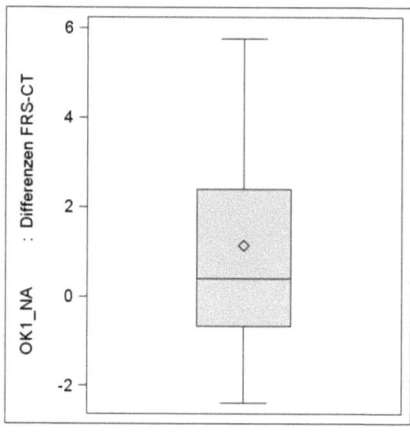

untere Grenze	obere Grenze	Wert des Ausreißers
-9.80778	11.5316	.

ANHANG: Ergebnisse der statistischen Auswertung

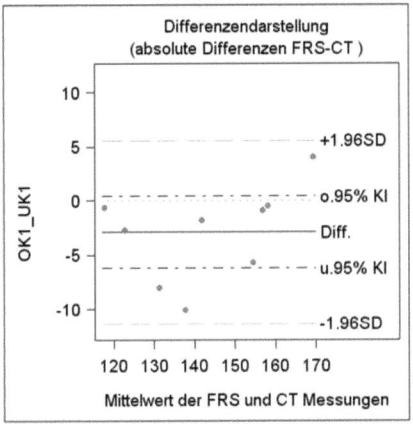

	Mittlere pos Differenz	SD der Differenz	unteres 95% KI	oberes 95% KI	Abweichung	unteres Limit	oberes Limit
OK1_UK1	-2.916	4.319	-6.236	0.404		-11.381	5.549

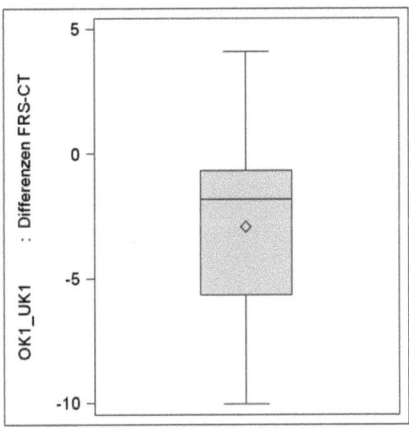

untere Grenze	obere Grenze	Wert des Ausreißers
-20.6238	14.2820	.

ANHANG: Ergebnisse der statistischen Auswertung

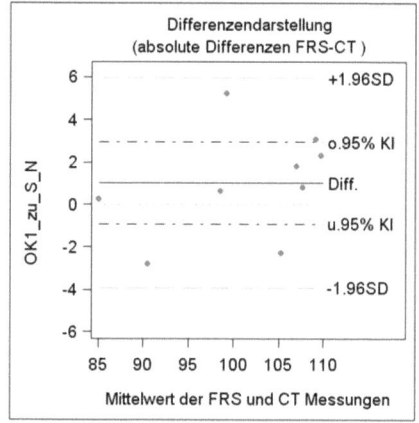

	Mittlere pos Differenz	SD der Differenz	unteres 95% KI	oberes 95% KI	Abweichung	unteres Limit	oberes Limit
OK1_zu_S_N	1.006	2.513	-0.925	2.938		-3.919	5.932

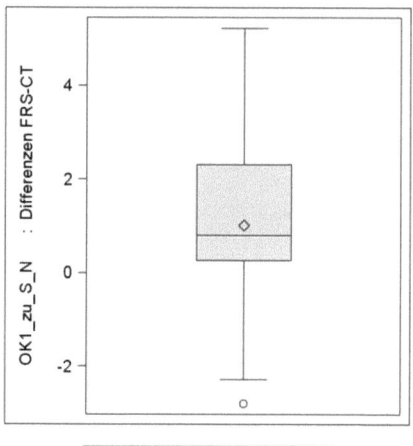

untere Grenze	obere Grenze	Wert des Ausreißers
-5.8365	8.41382	.

- 238 -

ANHANG: Ergebnisse der statistischen Auswertung

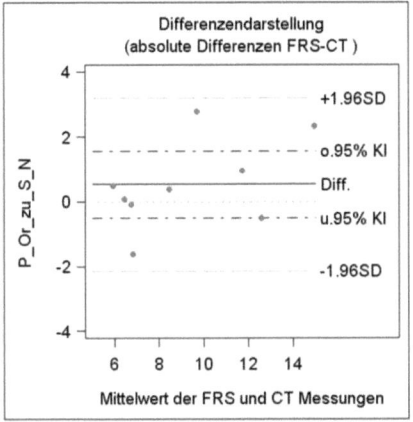

	Mittlere Differenz	SD der Differenz	unteres 95% KI	oberes 95% KI	Abweichung	unteres Limit	oberes Limit
P_Or_zu_S_N	0.528	1.358	-0.516	1.573		-2.134	3.191

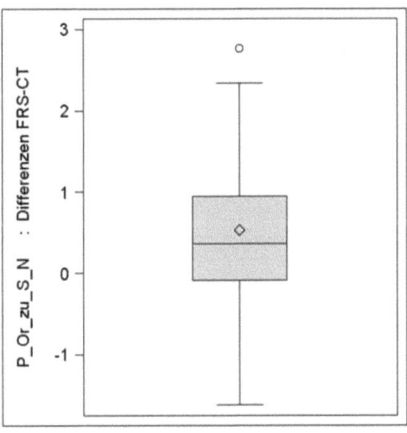

untere Grenze	obere Grenze	Wert des Ausreißers
-3.22138	4.08158	.

- 239 -

ANHANG: Ergebnisse der statistischen Auswertung

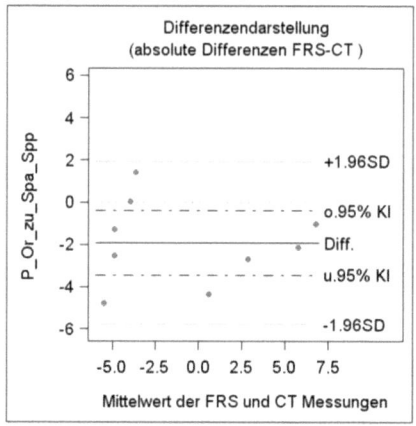

pos	Mittlere Differenz	SD der Differenz	unteres 95% KI	oberes 95% KI	Abweichung	unteres Limit	oberes Limit
P_Or_zu_Spa_Spp	-1.926	1.970	-3.440	-0.412	*	-5.787	1.935

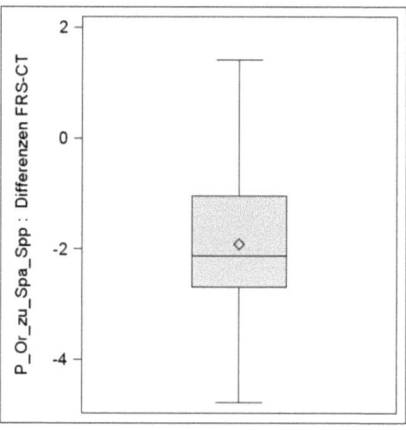

untere Grenze	obere Grenze	Wert des Ausreißers
-7.6962	3.95796	.

- 240 -

ANHANG: Ergebnisse der statistischen Auswertung

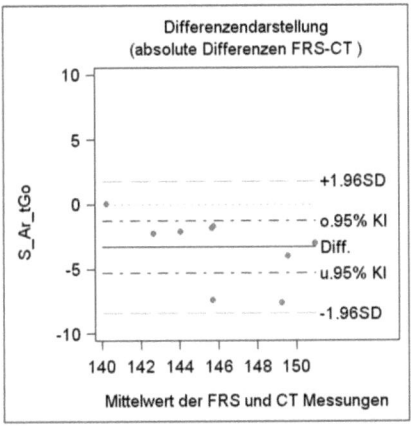

	Mittlere Differenz	SD der Differenz	unteres 95% KI	oberes 95% KI	Abweichung	unteres Limit	oberes Limit
S_Ar_tGo	-3.305	2.601	-5.304	-1.306	*	-8.402	1.792

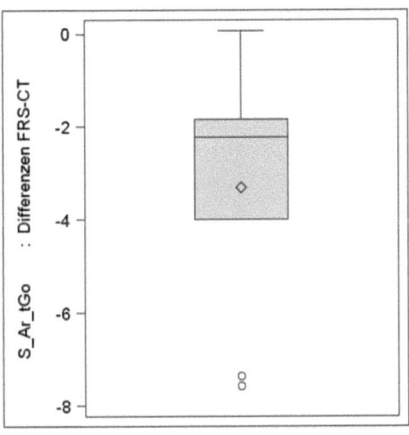

untere Grenze	obere Grenze	Wert des Ausreißers
-10.4553	4.6108	.

ANHANG: Ergebnisse der statistischen Auswertung

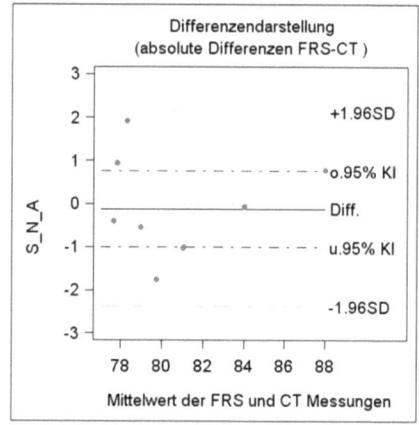

pos	Mittlere Differenz	SD der Differenz	unteres 95% KI	oberes 95% KI	Abweichung	unteres Limit	oberes Limit
S_N_A	-0.132	1.149	-1.014	0.751		-2.383	2.119

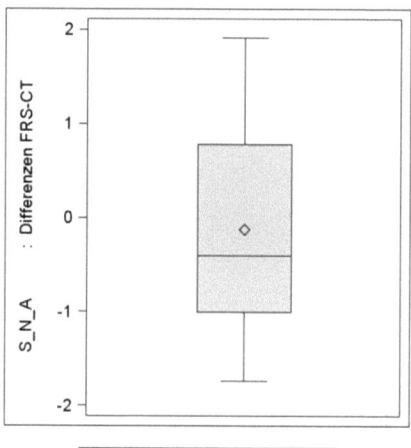

untere Grenze	obere Grenze	Wert des Ausreißers
-6.35804	6.12282	.

- 242 -

ANHANG: Ergebnisse der statistischen Auswertung

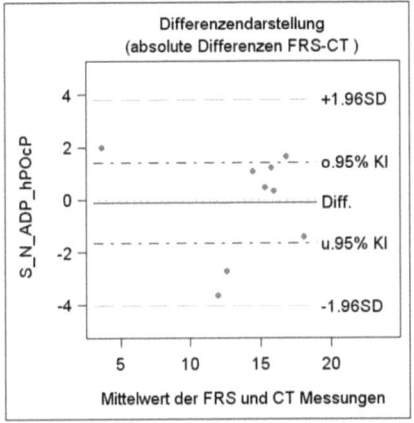

	Mittlere pos Differenz	SD der Differenz	unteres 95% KI	oberes 95% KI	Abweichung	unteres Limit	oberes Limit
S_N_ADP_hPOcP	-0.117	2.004	-1.657	1.423		-4.044	3.810

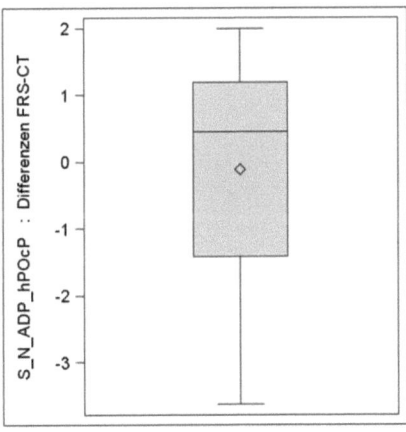

untere Grenze	obere Grenze	Wert des Ausreißers
-9.25966	9.04394	.

- 243 -

ANHANG: Ergebnisse der statistischen Auswertung

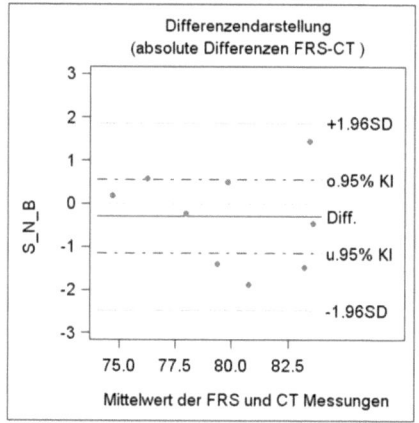

pos	Mittlere Differenz	SD der Differenz	unteres 95% KI	oberes 95% KI	Abweichung	unteres Limit	oberes Limit
S_N_B	-0.308	1.108	-1.159	0.543		-2.479	1.863

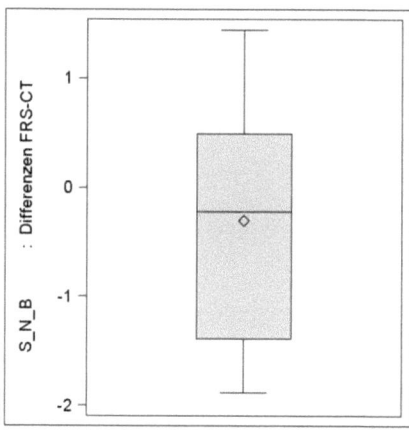

untere Grenze	obere Grenze	Wert des Ausreißers
-7.0433	6.14456	.

- 244 -

ANHANG: Ergebnisse der statistischen Auswertung

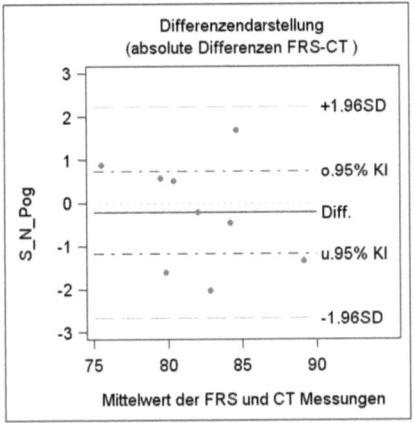

pos	Mittlere Differenz	SD der Differenz	unteres 95% KI	oberes 95% KI	Abweichung	unteres Limit	oberes Limit
S_N_Pog	-0.219	1.251	-1.180	0.743		-2.670	2.233

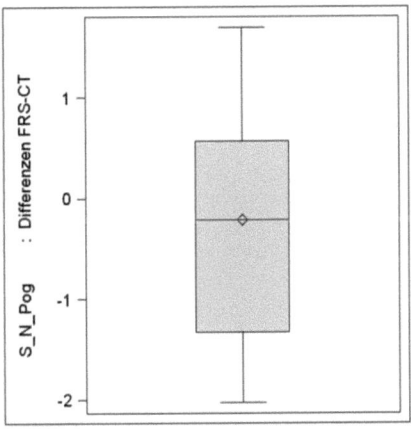

untere Grenze	obere Grenze	Wert des Ausreißers
-7.02452	6.26232	.

- 245 -

ANHANG: Ergebnisse der statistischen Auswertung

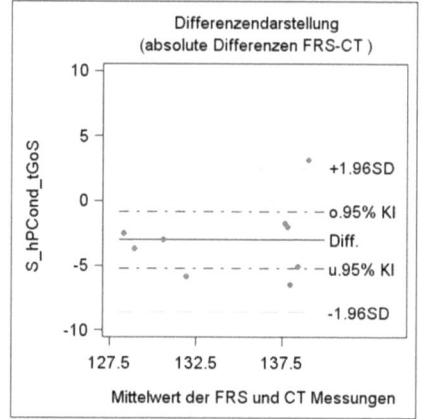

	Mittlere pos Differenz	SD der Differenz	unteres 95% KI	oberes 95% KI	Abweichung	unteres Limit	oberes Limit
S_hPCond_tGoS	-3.027	2.849	-5.217	-0.837	*	-8.611	2.557

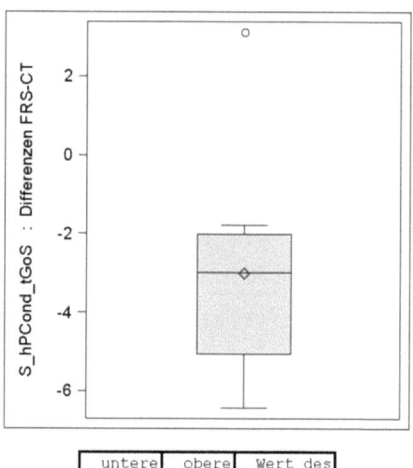

untere Grenze	obere Grenze	Wert des Ausreißers
-14.2304	7.15726	.

ANHANG: Ergebnisse der statistischen Auswertung

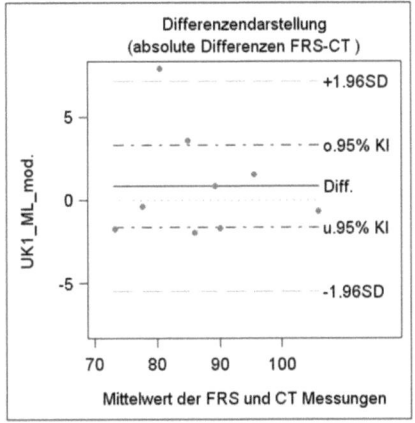

	Mittlere Differenz	SD der Differenz	unteres 95% KI	oberes 95% KI	Abweichung	unteres Limit	oberes Limit
pos UK1_ML_mod.	0.816	3.217	-1.656	3.289		-5.488	7.121

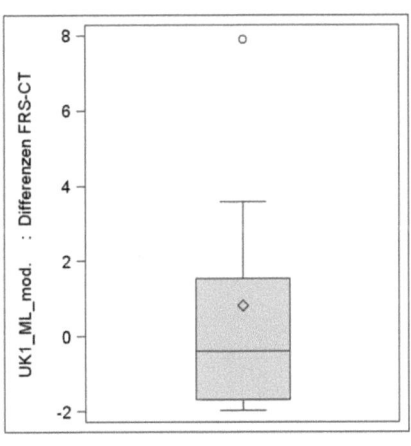

untere Grenze	obere Grenze	Wert des Ausreißers
-11.3565	11.2132	.

ANHANG: Ergebnisse der statistischen Auswertung

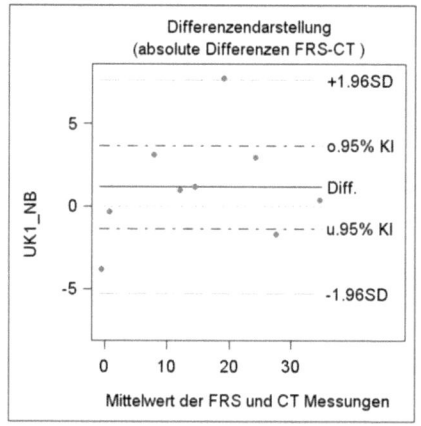

pos	Mittlere Differenz	SD der Differenz	unteres 95% KI	oberes 95% KI	Abweichung	unteres Limit	oberes Limit
UK1_NB	1.154	3.286	-1.371	3.680		-5.285	7.594

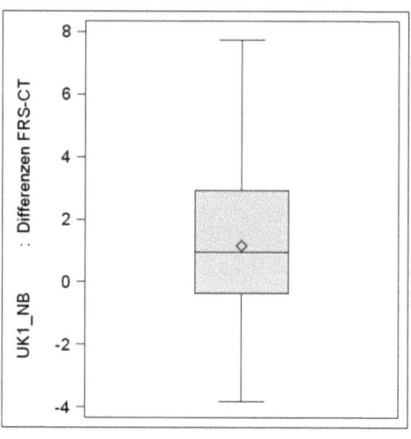

untere Grenze	obere Grenze	Wert des Ausreißers
-10.2742	12.8334	.

- 248 -

ANHANG: Ergebnisse der statistischen Auswertung

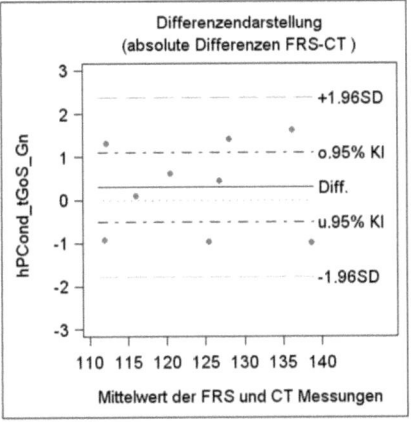

	Mittlere pos Differenz	SD der Differenz	unteres 95% KI	oberes 95% KI	Abweichung	unteres Limit	oberes Limit
hPCond_tGoS_Gn	0.297	1.056	-0.515	1.108		-1.773	2.367

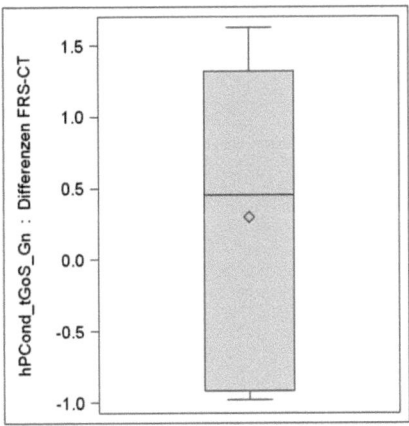

untere Grenze	obere Grenze	Wert des Ausreißers
-7.63294	8.03236	.

- 249 -

10.2.13. Regressionsanalyse für Strecken

Strecke	Anstieg				Ordinatenabschnitt				KI
	Anstieg	SE	unteres KL	oberes KL	Ordinate	SE	unteres KL	oberes KL	
Is1o zu N-A	0.914	0.041	0.820	1.008	0.377	0.178	-0.034	0.788	95%
Is1u zu N-B	0.927	0.018	0.885	0.969	0.607	0.066	0.454	0.760	95%
N-Ba	1.265	0.022	1.215	1.314	-29.710	2.270	-34.950	-24.480	95%
N-Gn	1.000	0.017	0.960	1.039	-1.672	2.001	-6.288	2.943	95%
N-Sp'	0.895	0.027	0.832	0.957	4.589	1.435	1.281	7.898	95%
Po-N	0.939	0.015	0.904	0.973	4.763	1.442	1.438	8.088	95%
Po-N°	0.924	0.012	0.896	0.952	6.146	1.189	3.404	8.889	95%
Po-Or	1.226	0.069	1.066	1.386	-17.350	5.305	-29.580	-5.112	95%
Pog zu N-B	1.013	0.015	0.979	1.048	0.166	0.078	-0.014	0.345	95%
S-Ar	0.883	0.026	0.825	0.942	1.777	0.973	-0.467	4.022	95%
S-Ar°	0.853	0.018	0.811	0.896	2.975	0.701	1.358	4.592	95%
S-Ba	1.403	0.033	1.327	1.479	-20.220	1.522	-23.730	-16.710	95%
S-hPCond	0.770	0.024	0.714	0.825	5.420	0.760	3.668	7.172	95%
S-tGo	0.884	0.012	0.858	0.911	7.015	0.967	4.785	9.246	95%
S-tGoS	0.889	0.011	0.863	0.915	6.607	0.950	4.416	8.799	95%
Se-N	0.959	0.034	0.880	1.038	1.801	2.417	-3.773	7.375	95%
Sp'-Gn	1.128	0.020	1.083	1.173	-9.001	1.263	-11.910	-6.088	95%
Spa-Spp	2.774	0.533	1.544	4.003	-103.100	29.822	-171.900	-34.380	95%
vPOK-Spp	1.053	0.166	0.670	1.436	-5.835	8.398	-25.200	13.531	95%
vPUKS-tGoS	1.136	0.021	1.089	1.183	-9.506	1.540	-13.060	-5.955	95%

SE = Standardfehler, KL = Konfidenzlimit, KI = Konfidenzintervall, ° = Werte unter Nichtberücksichtigung von Ausreißern

ANHANG: Ergebnisse der statistischen Auswertung

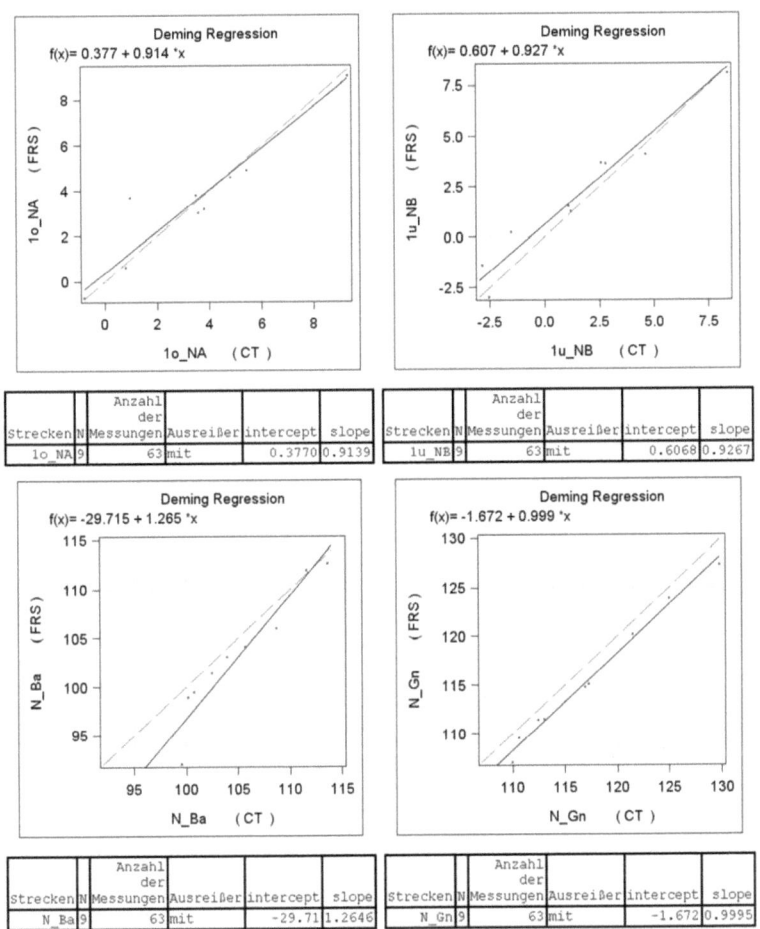

- 251 -

ANHANG: Ergebnisse der statistischen Auswertung

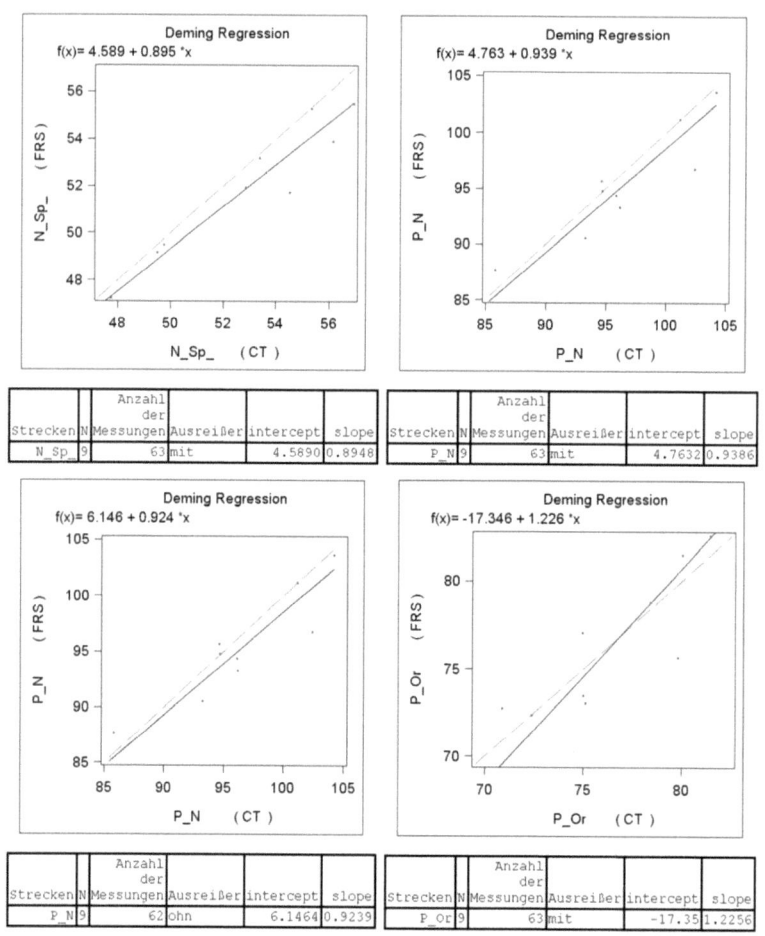

ANHANG: Ergebnisse der statistischen Auswertung

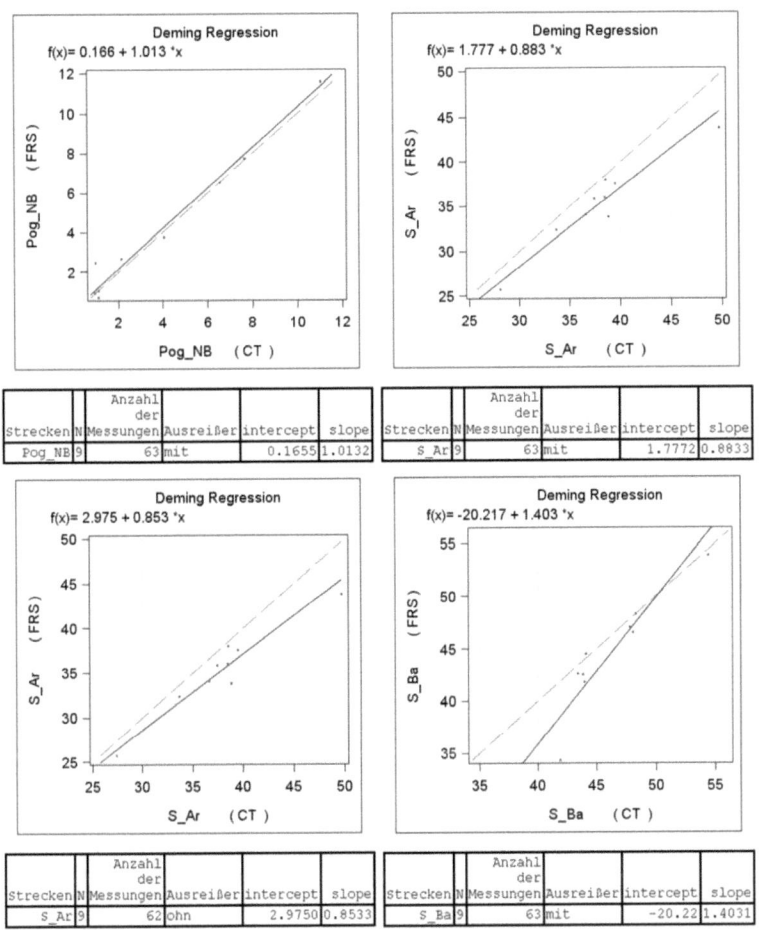

ANHANG: Ergebnisse der statistischen Auswertung

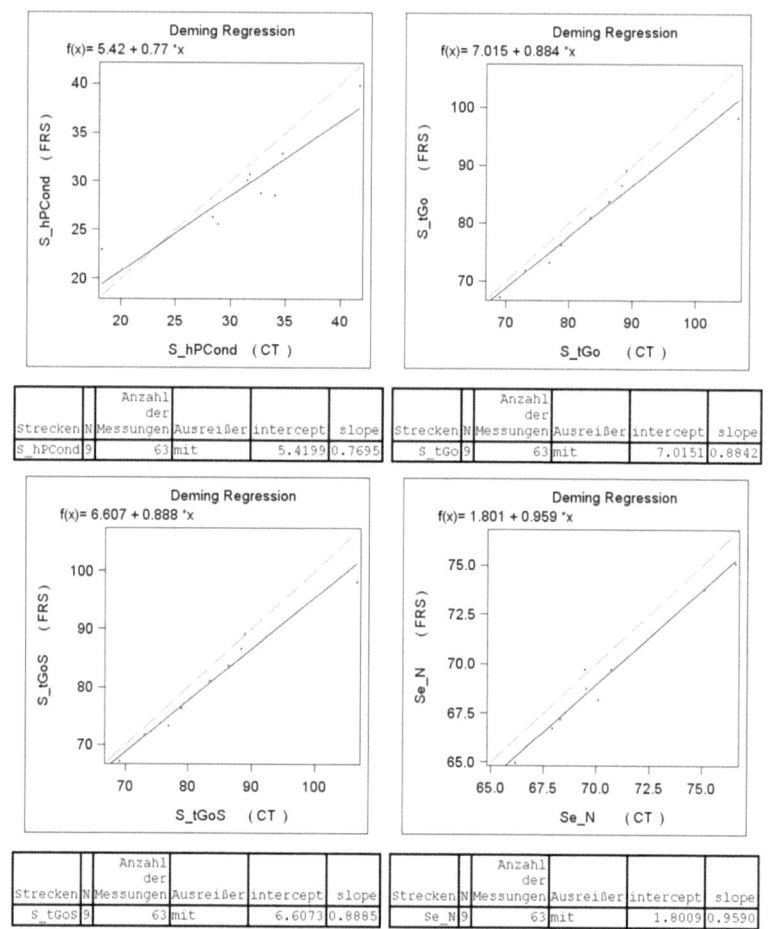

ANHANG: Ergebnisse der statistischen Auswertung

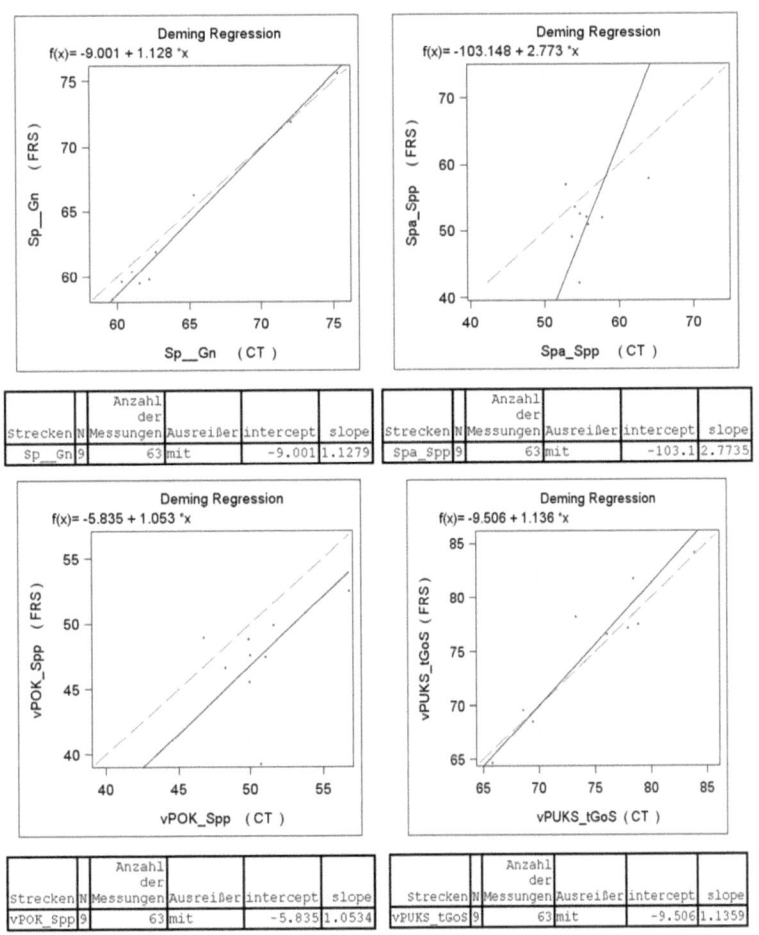

ANHANG: Ergebnisse der statistischen Auswertung

10.2.14. Regressionsanalyse für Winkel

Winkel	Anstieg				Ordinatenabschnitt				KI
	Anstieg	SE	unteres KL	oberes KL	Ordinate	SE	unteres KL	oberes KL	
A-N-B	0.963	0.017	0.923	1.002	0.203	0.064	0.057	0.350	95%
Ar-tGo-Gn	1.011	0.018	0.970	1.052	-0.658	2.183	-5.691	4.375	95%
B-Pog zu Gn-tGoS	0.715	0.082	0.526	0.903	15.666	4.731	4.755	26.577	95%
CoTg-Sn-Ls	0.750	0.071	0.586	0.914	19.458	8.442	-0.009	38.924	95%
Li-Pog' zu N-B	0.971	0.016	0.935	1.008	0.961	0.220	0.454	1.468	95%
Spa-Spp zu Gn-tGoS	1.120	0.040	1.029	1.212	0.240	0.801	-1.606	2.087	95%
S-N zu Gn-tGoS	0.877	0.015	0.842	0.913	4.517	0.445	3.491	5.542	95%
S-N zu Spa-Spp	1.164	0.069	1.005	1.323	-2.910	0.679	-4.475	-1.346	95%
S-N zu Spa-Spp°	1.127	0.052	1.008	1.247	-2.474	0.508	-3.644	-1.304	95%
N-S-Ar	0.864	0.048	0.754	0.974	19.740	5.601	6.825	32.656	95%
N-S-Ar°	0.876	0.044	0.775	0.978	18.227	5.190	6.258	30.196	95%
N-S-Ba	0.803	0.041	0.709	0.897	26.756	5.130	14.926	38.586	95%
N-S-hPCond	1.302	0.062	1.159	1.445	-34.820	7.959	-53.170	-16.470	95%
N-tGoS-hPCond	1.017	0.025	0.959	1.074	-0.736	1.296	-3.724	2.253	95%
N-tGo-Ar	1.006	0.025	0.949	1.063	0.121	1.268	-2.804	3.045	95%
Islo-Aplo zu N-A	1.177	0.085	0.982	1.373	-2.406	1.776	-6.502	1.689	95%
Islo-Aplo zu Islu-Aplu	1.133	0.049	1.019	1.247	-22.090	7.197	-38.690	-5.495	95%
Islo-Aplo zu S-N	1.134	0.065	0.983	1.285	-12.530	6.616	-27.780	2.728	95%
Po-Or to S-N	1.278	0.043	1.178	1.378	-1.970	0.405	-2.905	-1.035	95%
Po-Or zu Spa-Spp	1.054	0.047	0.946	1.162	-1.937	0.203	-2.404	-1.469	95%
Po-Or zu Spa-Spp°	1.047	0.036	0.964	1.129	-1.853	0.154	-2.208	-1.498	95%
S-Ar-tGo	0.701	0.077	0.523	0.878	40.910	11.340	14.761	67.060	95%
S-Ar-tGo°	0.689	0.067	0.535	0.843	42.650	9.848	19.940	65.359	95%
S-N-A	1.060	0.034	0.982	1.138	-4.979	2.725	-11.260	1.305	95%
S-N zu vPOcP-hPOcP	1.053	0.093	0.839	1.267	-0.855	1.335	-3.933	2.223	95%
S-N-B	0.972	0.027	0.908	1.035	1.957	2.198	-3.110	7.025	95%
S-N-Pog	0.920	0.022	0.870	0.971	6.311	1.800	2.160	10.462	95%
S-hPCond-tGoS	1.152	0.074	0.982	1.321	-23.630	10.011	-46.720	-0.550	95%
Islu-Aplu zu Gn-tGoS	1.003	0.047	0.894	1.112	0.596	4.111	-8.883	10.075	95%
Islu-Aplu zu N-B	1.101	0.041	1.007	1.195	-0.354	0.748	-2.078	1.371	95%
hPCond-tGoS-Gn	1.009	0.019	0.966	1.052	-0.798	2.303	-6.108	4.512	95%

SE = Standardfehler, KL = Konfidenzlimit, KI = Konfidenzintervall, ° = Werte unter Nichtberücksichtigung von Ausreißern

ANHANG: Ergebnisse der statistischen Auswertung

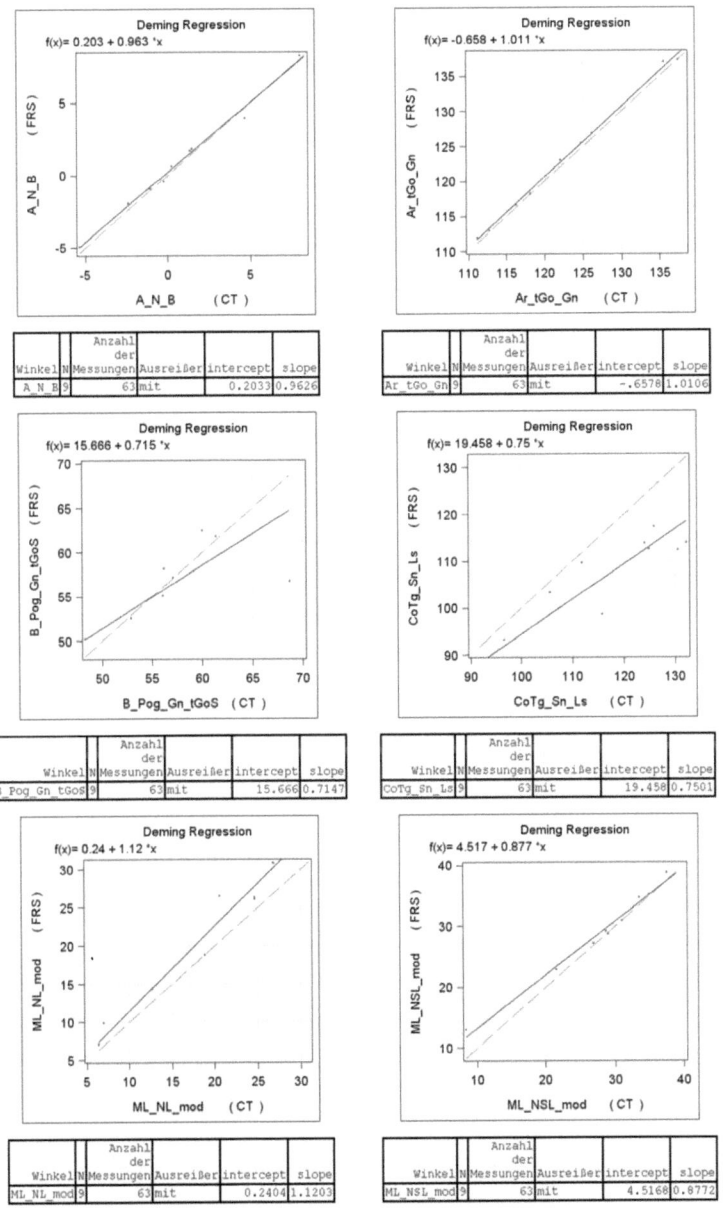

ANHANG: Ergebnisse der statistischen Auswertung

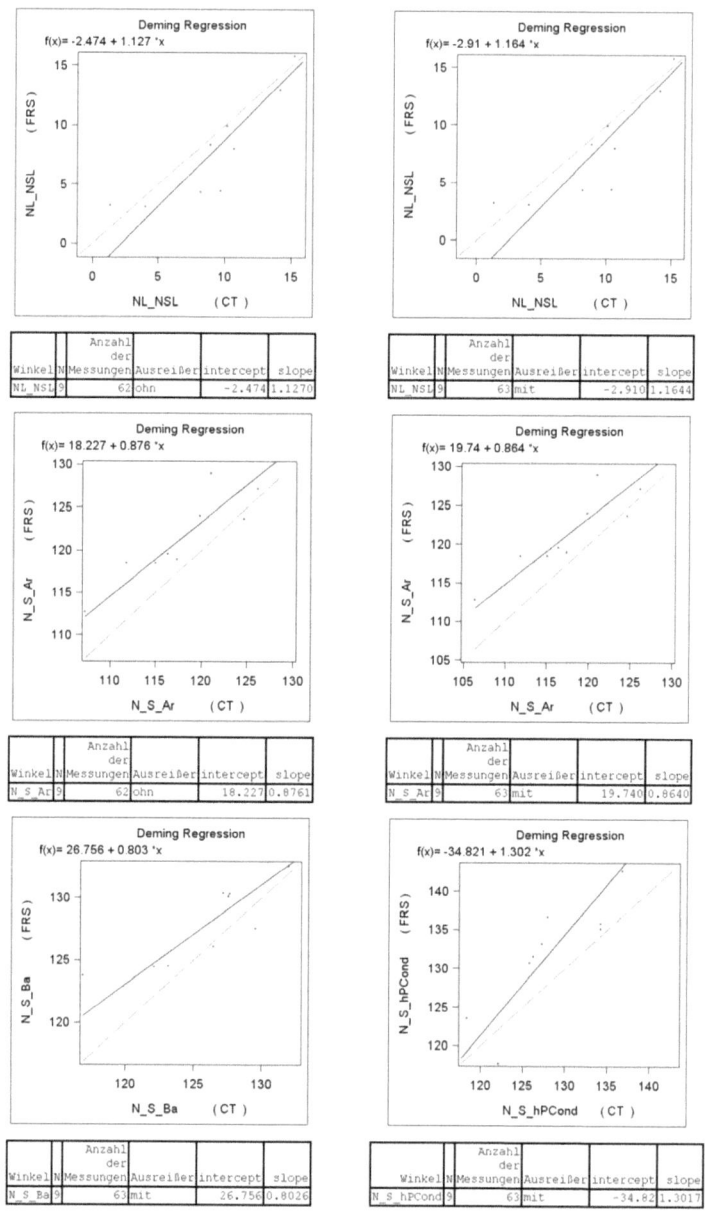

ANHANG: Ergebnisse der statistischen Auswertung

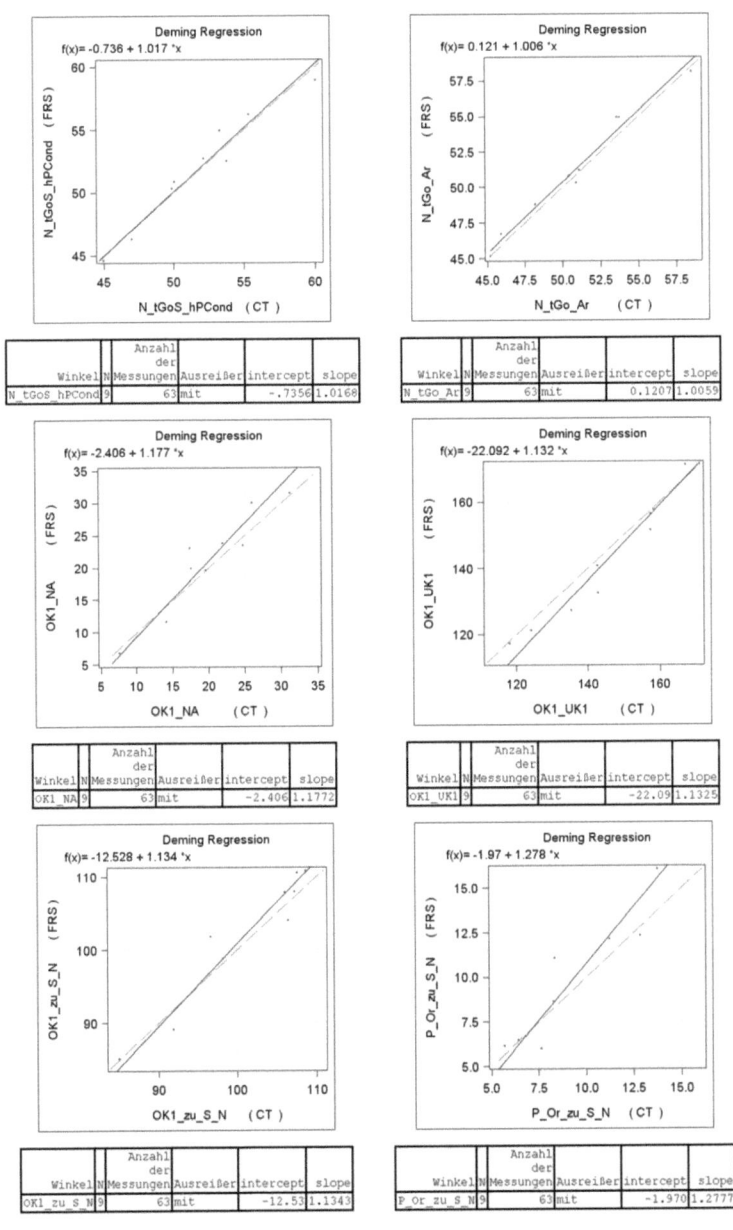

ANHANG: Ergebnisse der statistischen Auswertung

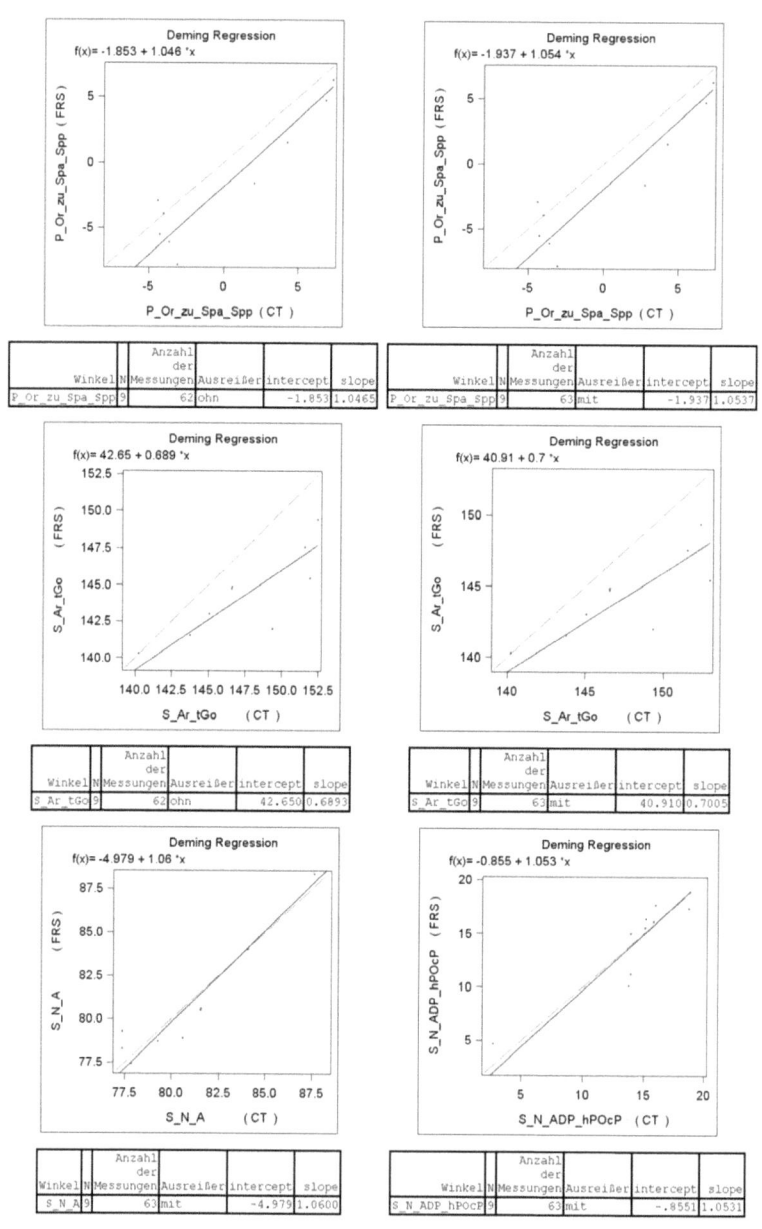

ANHANG: Ergebnisse der statistischen Auswertung

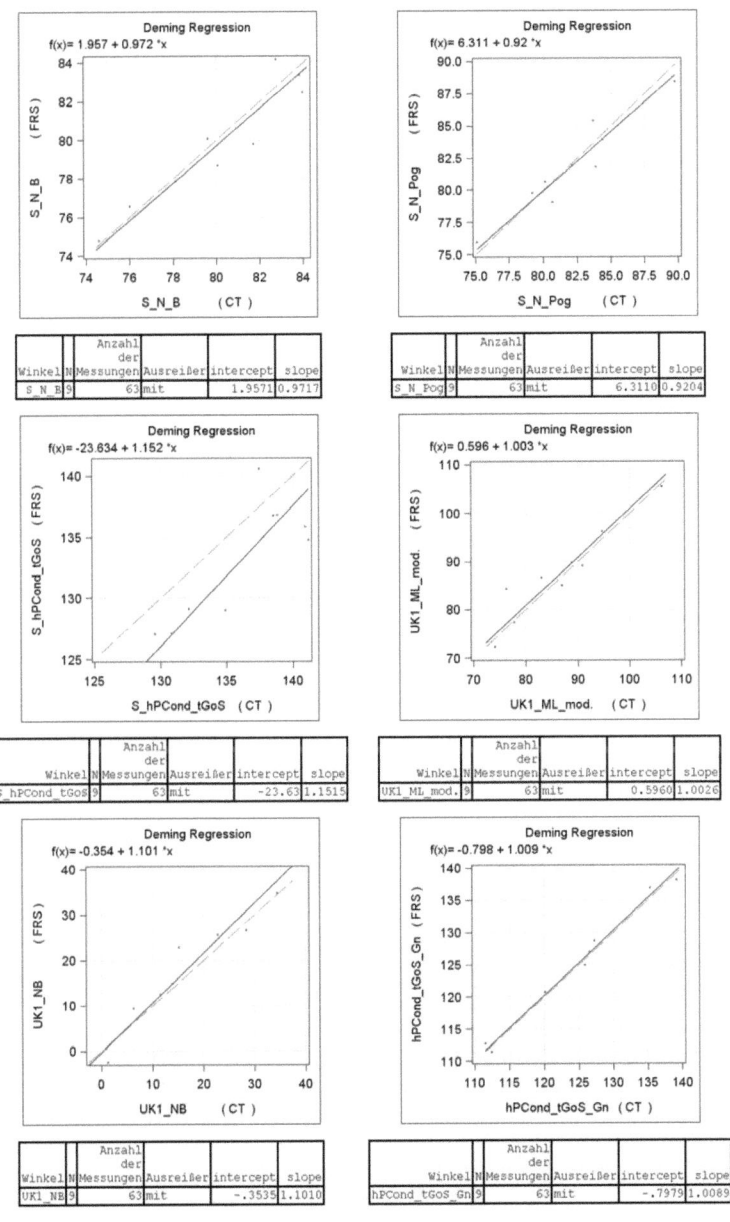

11. DANKSAGUNG

Mein herzlichster Dank gilt allen, die mich in fachlicher Hinsicht bei der Erstellung dieser Veröffentlichung unterstützt haben.

Zudem möchte ich mich bei meiner Frau Franca sowie meinen Kindern Tamara, Elias und Julian bedanken, die zahlreiche Wochenenden auf meine Anwesenheit verzichten mussten, damit sich das vorliegende „Projekt" in die Realität umsetzen ließ.

Zu guter Letzt gilt ein besonderer Dank meinen Eltern, die mich kontinuierlich mit allen Kräften auf meinem Werdegang unterstützt haben.

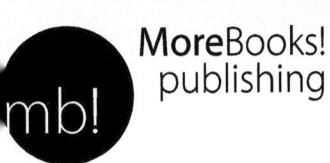

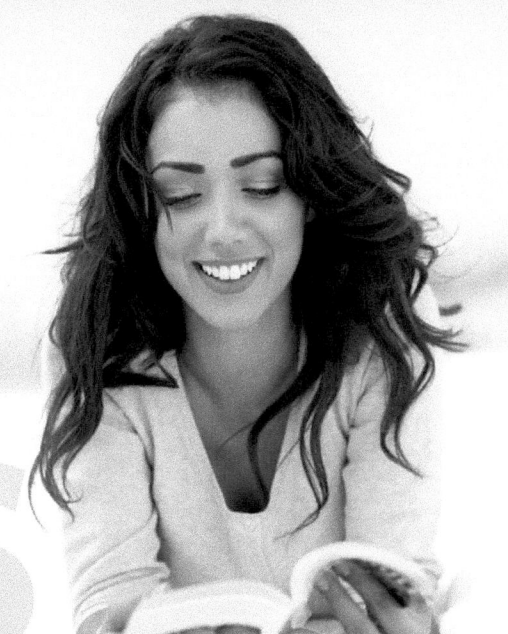

i want morebooks!

Buy your books fast and straightforward online - at one of world's fastest growing online book stores! Environmentally sound due to Print-on-Demand technologies.

Buy your books online at
www.get-morebooks.com

Kaufen Sie Ihre Bücher schnell und unkompliziert online – auf einer der am schnellsten wachsenden Buchhandelsplattformen weltweit! Dank Print-On-Demand umwelt- und ressourcenschonend produziert.

Bücher schneller online kaufen
www.morebooks.de

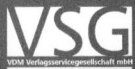 VDM Verlagsservicegesellschaft mbH
Heinrich-Böcking-Str. 6-8   Telefon: +49 681 3720 174   info@vdm-vsg.de
D - 66121 Saarbrücken   Telefax: +49 681 3720 1749   www.vdm-vsg.de

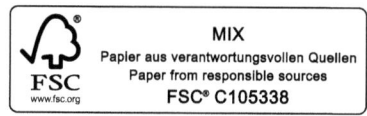

Printed by Books on Demand GmbH, Norderstedt / Germany